施設基準を遵守した勤務表を作成するために

2024年度診療報酬改定に対応

改訂2版

看護管理者が知っておきたい「様式9」の基礎講座

リアルな質問に答える Q&A掲載

監修 福井トシ子

編著 一般社団法人 日本施設基準管理士協会

- 本書は特に明記されていない場合、2024 年 7 月時点での情報に基づいて執筆されています。
- 本書に掲載されている情報はすべて原稿執筆時点のもので、執筆以降に変更されている可能性があります。

はじめに

　医療機関の健全な経営は、安全で質の高い医療サービスの提供に欠かせないものです。2023年11月に報告された一般病院1施設あたりの医業収益は、約33.6億円です。そのうち、診療報酬の収入は約31億円です。このように医療機関の9割を超える収入源は診療報酬なのですから、看護管理者が診療報酬を理解することの重要性は明らかでしょう。

　医療機関の健全な経営に貢献するために、看護管理者には多様な役割が期待されています。診療報酬関連では、診療報酬請求にかかる「施設基準」を管理し維持する役割があります。日本の医療保険制度では診療報酬の多くに「施設基準」として要件が細かく定められていることはご存じの通りです。「施設基準」は、その報酬を算定できる医療機関に関する条件で、設備や診療体制などを要件に定めた基準です。医療法で定める基準とは別に、診療報酬を算定するために厚生労働大臣が定める基準で、基本診療料・特掲診療料の施設基準等として示され、その報酬を算定する条件の一つとなるものです。なかでも、看護職員等の配置にかかる入院基本料の施設基準の維持は、看護管理者の重要な役割です。

　入院基本料は、入院医療の基本報酬です。入院基本料とは、基本的な医学管理（指導や説明など）、看護、療養環境の提供を含む一連の費用を評価したものです。入院基本料は、医業収入の約66%（2023年実施の第24回医療経済実態調査報告の集計より）といわれていますから、看護管理者は、特に入院基本料にかかる施設基準について精通することが欠かせません。

　施設基準の要件を満たす医療機関は、地方厚生局に届出をし、受理されて、診療報酬を得られることになります。届出内容が遵守されているかどうかについては定期的な「適時調査」がありますので、看護管理者の皆さまも、調査の準備や調査時に立ち会うなどして、対応されていることと思います。
　調査の結果、不適切な場合は返還命令が出されます。特に、入院基本料の要件

となっている看護配置の管理に不備があった場合は、多額の返還となります。入院基本料にかかる返還命令があったというニュースに触れるたびに、残念な思いがします。

「適時調査」では、入院基本料にかかる看護職の勤務計画・勤務実績と看護職の配置等を確認する届出書類「様式9」が、特に重要な点検項目となっています。地方厚生局より公開されている「適時調査」の指摘事項では、月平均夜勤時間数の誤り、看護師比率の不足、看護日誌、会議記録などとの不整合、他病棟勤務での計上の誤りなど多岐にわたっています。また「適時調査」では、チームの名簿、看護職の経験年数、業務マニュアル、研修実績、診療計画書、カンファレンス記録など、届出要件に関する詳細な根拠資料が求められ、日ごろからの確認と整備が不可欠です。看護管理者が日々の看護実践と施設基準のかかわりについて理解を深めることにより、「適時調査」におけるリスクを回避することができ、さらに質の高い看護実践と病棟運営、病院経営に生かすことができます。

多くの医療機関では、看護師長職が勤務計画を作成し、実績の管理をしていることと思います。看護師長は、どのようなタイミングや方法で、勤務計画作成方法を学んでいるのでしょうか。勤務計画作成ガイドライン（勤務計画作成基準）は整っているでしょうか。勤務実績と密接に関連している「様式9」については、どのような方法で学び、人的資源管理に生かしているのでしょうか。看護職員にとっては、勤務計画表は、"永遠のベストセラー"といわれるくらい関心の高いものであり、勤務希望を叶えてほしいものだと思っています。しかしながら、この「様式9」に必要な要件を遵守することが、経営にとってはとても重要なのです。「看護職員の希望を叶えた勤務表にしたいが、なかなかそうもいかない」という理由に、この要件の遵守があります。したがって、この要件は看護管理者だけが知っていればよいものでもありません。看護職員の誰もが理解していることが必要です。理解の深さは経験年数や職位によっても変わってくるものだと思いますが、医療機関に勤務する看護職員の誰もが知っておくべき事項です。

はじめに

　人的資源管理は、今や人材を「資本」としてとらえ、その価値を最大限に引き出すことで、事業（ここでは看護）の価値向上につなげる「人的資本経営」へと変化しています。人的資本への投資がますます重視されていきます。医療機関は、人的資源に投資するにも、公的価格で定められて得た収入を人的資源に投資するという関係性にあるのですから、この施設基準に関するしくみを看護管理者が理解することに加え、日々の勤務計画に関連する事項を看護職員の誰もが理解すべきことは、間違いのないことです。

　そこで、施設基準を正しく理解している看護師・看護管理者の育成が急務となっています。しかしながら、これらを系統的に学習する機会は多くはありません。認定看護管理者教育課程のファーストレベル、セカンドレベル、サードレベルでも、「施設基準」に特化して学ぶ時間数は限られています。

　また、診療報酬に精通した看護部長や副看護部長、また看護師長が退職したので、引き継ぎに困っているという話もよく聞きます。このような、さまざまな状況へ適切に対応することを目指し、本書が完成しました。2年ごとの診療報酬改定に適切に対応できる看護管理者であるために本書を活用していただきたいと思います。また、認定看護管理者教育課程の各レベルで学ぶ「資源管理」の副読本にしていただくことを推奨します。

　本書は「施設基準管理士」らによって執筆されています。この資格を持つ看護職も徐々に増えています。本書を活用し、質の高い看護実践と病棟運営、病院経営に貢献できることを祈念いたします。

2024年9月

執筆者代表　**福井トシ子**
国際医療福祉大学大学院　教授　副大学院長
公益社団法人　日本看護協会　前会長

改訂2版 施設基準を遵守した勤務表を作成するために
看護管理者が知っておきたい「様式9」の基礎講座

目次

はじめに 3

執筆者一覧 8

第1章　施設基準の基礎知識

① 施設基準のポイント 10

② 行政指導の意味 15

第2章　看護職に関係する施設基準

① 看護職に関係する施設基準の項目 24

② 入院基本料の要件 30

③ 入院基本料の届出に関係する様式 41

第3章　勤務表と施設基準のルール

① 適切でよりよい看護を実践する看護体制・看護配置と勤務表の作成 56

② 勤務表作成上の留意事項（1）労働基準法・就業規則の遵守 60

③ 勤務表作成上の留意事項（2）勤務表作成にかかわる前提知識 63

④ 勤務表作成上の留意事項（3）看護要員配置数のルール 70

⑤ 勤務表作成上の留意事項（4）夜勤要員数の管理 75

⑥ 勤務表作成上の留意事項（5）運用 86

Contents

第4章　様式9の作成上のルール：確認と検証

① 様式9の書式 96

② 様式9の届出に関する基本情報と記載方法 102

③ 配置数は勤務時間数で確認 105

④ 勤務実績表の作成ルール 107

⑤ 看護要員の数および入院患者の数 117

⑥ 月平均夜勤時間数 123

⑦ 加算に関する配置 133

⑧ 看護補助者の配置 135

⑨ 主として事務的業務を行う看護補助者 138

⑩ 様式9では確認できない看護の配置 140

⑪ 複数による確認体制の整備 144

⑫ 様式9・勤務実績表作成の具体例 152

おわりに 163

執筆者一覧

監 修
福井トシ子　　　国際医療福祉大学大学院　教授　副大学院長
　　　　　　　　公益社団法人　日本看護協会　前会長

編 集
一般社団法人　日本施設基準管理士協会

執 筆
吉川久美子　　　公益社団法人　日本看護協会　常任理事

長面川さより　　一般社団法人　日本施設基準管理士協会　理事
　　　　　　　　株式会社ウォームハーツ　代表取締役

川手敬子　　　　飯田市立病院　医事課医事企画係（看護師・施設基準管理士）

小林竜弥　　　　一般社団法人　上尾中央医科グループ協議会　経営管理本部
　　　　　　　　施設基準管理室　課長

本田親仁　　　　永寿総合病院　事務部部長（施設基準管理士）

長谷久恵　　　　一般社団法人　日本施設基準管理士協会

▪ 協力
　　彩サード看護研究会

第1章

施設基準の
基礎知識

① 施設基準のポイント

> **1** 施設基準とは、保険診療として提供可能な項目のうち、実施可能な医療機関を規定する基準である（看護職員の配置など、看護職にかかわるものが多い）
>
> **2** 施設基準には「満たしていればよいもの」「届出が必要なもの」などがある
>
> **3** 届出が月の最初の開庁日までの場合は当月の1日から算定でき、翌日以降の届出の場合は翌月の1日からの算定になる（開庁日：地方厚生局が業務を行う日）
>
> **4** 届出後の定期的確認が重要である

1 看護職にも大きく関係する施設基準

　保険医療機関は、医療法で医師や看護師等の人員基準や設備・構造等が定められています。

　また、保険医療機関が提供する医療は、厚生労働大臣が定める診療報酬の点数でそれぞれ評価されており、それらの診療報酬点数を算定するためには、厚生労働省が通知等で定めるルールを遵守する必要があります。

　施設基準とは、保険診療として提供可能な医療のうち、実施可能な医療機関を規定する基準です。医療機関の機能や設備、診療体制、安全面やサービス面、診療の実績等を評価するための基準が設定されており、この施設基準には、入院基本料にかかわる看護職員の配置基準をはじめ、看護職に関係する事柄が多く含まれています。

2 施設基準の届出

　診療報酬には、施設基準要件がある項目だけでなく、施設基準要件のない項目もあります。施設基準要件がある項目は、届出が必要なものと、届出は不要で施設基準を満たせばいいものに分かれます。届出が必要な項目は、地方厚生局に届け出し、それが受理されると、その項目を算定できます（**図表 1-1-1**）。

　診療報酬点数表では、「施設基準要件があるもの」「届出が必要なこと」「施設基準を満たせばよいこと」は**図表 1-1-2**[1]のように表されます。

　実際に施設基準の届出をするのは施設基準管理士や医事職員などの事務職などですが、看護職が施設基準の知識を持ち、事務職と協働で届出の準備や届出後の管理を行うことで、届出や届出後の運用がスムーズにできるだけでなく、適時調査の際にも安心です。

3 診療報酬の請求開始は施設基準届出受理日で決まる

　届出が必要な項目は、必要書類を各都道府県が管轄する地方厚生局に提出し、届出が受理された後に、その項目が算定可能になります（**図表 1-1-3**）。看護職に関する施設基準で届出した人員等に変更がある場合には当然、その届出項目の診療報酬算定に影響があります。看護管理者はつねに施設基準の届出内容を把握しておかなければなりません。

図表 1-1-1 診療報酬項目の施設基準要件有無と届出要否

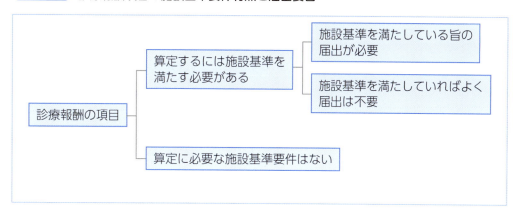

図表 1-1-2 診療報酬点数表[1]での施設基準要件の記載

A204-2 臨床研修病院入院診療加算	B001　20 糖尿病合併症管理料
注　医師法（昭和 23 年法律第 201 号）第 16条の 2 第 1 項に規定する都道府県知事の指定する病院であって、別に厚生労働大臣が定める施設基準を満たす保険医療機関に入院している患者 … （略）…	注　別に厚生労働大臣が定める施設基準に適合しているものとして地方厚生局長等に届け出た保険医療機関において、糖尿病足病変ハイリスク要因を有し、医師が糖尿病足病変に関する指導の必要性があると認めた入院中の患者以外の患者 … （略）…

①施設基準要件があること、②施設基準を満たす、または届け出ることが必要かどうかが、記載されています

　診療報酬の算定は、当月の最初の開庁日までの届出は当月 1 日（ついたち）から算定開始、翌日以降の届出は翌月の算定開始になり、注意が必要です。たとえば、最初の開庁日が 8 月 1 日の場合には 8 月 1 日に届出をすれば 8 月 1 日から、8 月 2 日に届出をすれば 9 月 1 日から算定開始となります。当然、最初の開庁日までに届出すれば 1 カ月分多く診療報酬を請求できますので、病院経営にとっても大きな差が出ることを知っておきましょう。また、診療報酬改定の時期は、改定の施行月に係る届出の日付が別に指定されるケースがあります。2024（令和 6）年度改定では 6 月 1 日施行に合わせて、6 月 1 日から算定する場合の届出書の受付期間は 5 月 2 日から 6 月 3 日まででした。

　届出後は、問題なければ「受理通知」、問題のある場合には「不受理通知」が、地方厚生局より保険医療機関あてにおおむね 2 週間〜 1 カ月程度で届きます。院内では届出書類の控えと受理通知の保管が必要です。

第1章 施設基準の基礎知識

図表 1-1-3 診療報酬項目の施設基準要件有無と届出要否

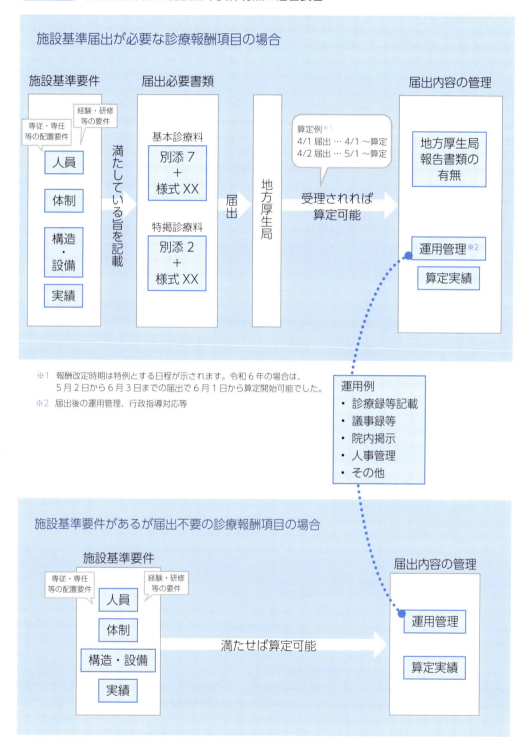

※1 報酬改定時期は特例とする日程が示されます。令和6年の場合は、5月2日から6月3日までの届出で6月1日から算定開始可能でした。
※2 届出後の運用管理、行政指導対応等

4 届出後はつねに定期的な確認が重要

　施設基準は、届出後も引き続き、要件を満たしているかの確認をしていく必要があります。看護部門でも定期的に、施設基準担当者とともに確認しましょう。届出事項に変更があると、そのつど届出を出しなおすことが必要な項目もありますので、注意が必要です（**図表 1-1-4**）。

　一方、変更があっても届出不要のケースもあります。たとえば、施設基準で届け出た「看護配置に関する従事者等」に、退職・休職・異動等により届出時と相違が生じた場合、原則届出の必要はありません。この場合には要件に該当するほかの人員を補い、変更になった人員氏名、変更日などを記載した管理簿等を院内で作成し、保管しておくことが必要です。

図表 1-1-4 変更が生じた場合、そのつど届出が必要な項目

届出医師の変更	機器の変更
● 神経学的検査 ● 精密触覚機能検査 ● 画像診断管理加算 1・2・3・4 ● 歯科画像診断管理加算 1・2 ● 麻酔管理料（Ⅰ） ● 歯科麻酔管理料 ● 歯科矯正診断料 ● 顎口腔機能診断料	● CT 撮影および MRI 撮影に使用する機器

文献

1）令和 6 年厚生労働省告示第 57 号．別表第一．医科診療報酬点数表．
　https://www.mhlw.go.jp/content/12404000/001251499.pdf（2024 年 7 月閲覧）
2）厚生労働省保険局医療課長ほか．特掲診療料の施設基準等及びその届出に関する手続きの取扱いについて．保医発 0305 第 6 号 令和 6 年 3 月 5 日．
　https://www.mhlw.go.jp/content/12404000/001252057.pdf（2024 年 7 月閲覧）

② 行政指導の意味

■ 行政指導とは、公法上の契約に対して実施されるものである
■ 行政指導には、「医療法に基づく立入検査」や健康保険法に基づく指導および監査、そして適時調査などがある
■ 保険医療機関は行政指導を受ける義務がある
■ 適時調査とは、施設基準に関連する行政指導である

1 医療機関が行政指導を受ける理由とは？

「適時調査は監査だ」と思っている看護職の方は多いのではないでしょうか。そもそも「検査」「指導」「調査」「監査」は言葉の意味も違いますし、実際の方法も異なります。

さまざまな指導や監査などは「行政指導」の一環として実施されます。

まず、病院や診療所が必ず受けなければならないのが「医療法に基づく立入検査」（**図表 1-2-1**[1]）で、そのほかに、健康保険法のルールに基づく調査や指導などがあります。

保険診療を行う医療機関は、医療法のみならず、健康保険法や医薬品医療機器法、医師法等、各種の法を遵守する必要があります。なぜ、医療機関はこれらの法律を守る必要があるのでしょうか。それは、保険診療は保険者と保険医療機関との間の公法上の契約だからです。この契約に対して、各行政（厚生労働省、地方厚生局、保健所等）が保険医療機関・保険薬局等に対して実施するのが、調査や指導です。設備や人員、診療などが、厚生労働省が定めた規定や保険診療のルール（契約の内容）に沿っているか否かの視点で、調査や指導が実施されます。そして、指導後の行政上の措置のうち、診療内容および診療報酬請求に不正または著しい不当があったことを疑われる場合などに行われるのが「監査」です。

図表 1-2-1 医療法に基づく立入検査の概要（厚生労働省ウェブサイト）[1]

目的	病院、診療所等が法令により規定された人員および構造設備を有し、かつ、適正な管理を行っているか否かについて検査し、不適正な場合は指導等を通じ改善を図ることにより、病院・診療所等を良質で適正な医療を行う場にふさわしいものとする	
実施主体	医療法第25条第1項による立入検査	各病院・診療所等に対し、都道府県等が実施
	医療法第25条第3項による立入検査	特定機能病院等に対し、国が実施

厚生労働省
→ 検査実施について助言
立入検査結果の把握、集計

都道府県
保健所設置市等

保健所

- 病院（原則毎年）
- 有床診療所（おおむね3年に1回）
- 無床診療所・助産所（随時）

地方厚生局 → 立入検査、改善指導の実施

- 特定機能病院（原則毎年）
- 臨床研究中核病院（原則毎年）

主な検査項目	病院管理状況	● カルテ・処方箋等の管理・保存 ● 届出、許可事項等法令の遵守 ● 患者入院状況、新生児管理等 ● 医薬品等の管理、職員の健康管理 ● 安全管理の体制確保 等
	人員配置の状況	● 医師、看護師等について標準数と現員との不足をチェック
	構造設備、清潔の状況	● 診察室、手術室、検査施設等 ● 給水施設、給食施設等 ● 院内感染対策、防災対策 ● 廃棄物処理、放射線管理 等

「保険診療が公法による契約に基づくもの」というのは、医療保険制度が適用される医療行為（保険診療）は、国や地方公共団体による法律（公法）で定められた契約に基づき行われる、という意味です。

医療費は、患者が医療機関の窓口で一部を支払い、残りは保険者（国や健康保険組合など）から医療機関に直接支払われます。この際の医療機関の行為や保険者の負担の割合等のルールは、公法（健康保険法やその他の医療保険法など）で定められており、それに基づく契約によって実施されています。

国や地方公共団体と契約した医療機関は、法律で定められたルールや手続きを遵守しなければなりません。つまり、保険診療は、社会全体の利益を保障するために設けられた公法上の契約に基づいて行われる診療といえます。

公法：国や地方公共団体が、社会を公正かつ効率的に運営するためのルールを定めた公共的な性格を持つ法律です。保険診療においては、社会保険診療報酬支払基金法で規定され、保険医療機関が保険診療ルールに従って被保険者に対し療養の給付を行い、保険者はその対価として診療報酬の支払いを行うという双務契約と解されています。

2　行政指導を受けるのは保険医療機関の義務

　保険診療に関する調査や指導には、医療法に基づく立入検査（**図表1-2-1**[1]）以外に、**図表1-2-2**に示すものがあります。基本的に日常の保険診療が適切に行われていれば、医療法に基づく立入検査と施設基準の適時調査だけですむのですが、そこで何かが指摘されたり、厚生局等に患者からの通報や院内からの内部告発等があったりすると「個別指導」の対象になります。

　保険医療機関は、健康保険法第73条により厚生労働大臣の指導を受ける義務※があります。**図表1-2-3**は、指導・監査の流れや指導後の措置を示したものです。

※ 健康保険法
（厚生労働大臣の指導）
第七十三条　保険医療機関及び保険薬局は療養の給付に関し、保険医及び保険薬剤師は健康保険の診療又は調剤に関し、厚生労働大臣の指導を受けなければならない。

図表 1-2-2 行政指導の種類と内容

目的		適時調査	届出項目の要件の管理や運用が適切にされているかの調査
		指導	保険診療や診療費の請求が適切に行えるように指導し、保険診療の質的向上と適正化を図る
適時調査		実施主体	地方厚生局
		対象	施設基準を届け出た保険医療機関
		頻度	原則年1回実施（都道府県内の保険医療機関数により変動がある）
指導	個別指導	実施主体	厚生労働省または地方厚生局と都道府県
		対象	● 保険医療機関に関する情報提供があった場合 ● 過去の個別指導で再指導となった場合 等複数の事由がある
	集団指導	実施主体	地方厚生局と都道府県 または 厚生労働省または地方厚生局＋都道府県の共同
		対象	● 新規指定（開院1年以内）の保険医療機関 ● 臨床研修指定病院 等
		形式	指導対象となる保険医療機関等または保険医等を一定の場所に集めて、講習等の方式で実施
	集団的個別指導	実施主体	地方厚生局と都道府県との共同
		対象	診療報酬明細書の1件あたりの平均点数が高い保険医療機関から選定される
		形式	複数の対象保険医療機関を一定の場所に集めて、個別に簡便な面接懇談方式で実施
	共同指導 （特定共同指導）	実施主体	厚生労働省、地方厚生局、都道府県の共同
		対象	特定の範囲の保険医療機関（臨床研修指定病院、特定機能病院等）または、緊急を要する場合等共同で行う必要性が生じた保険医療機関など

図表 1-2-3 指導・監査の流れ

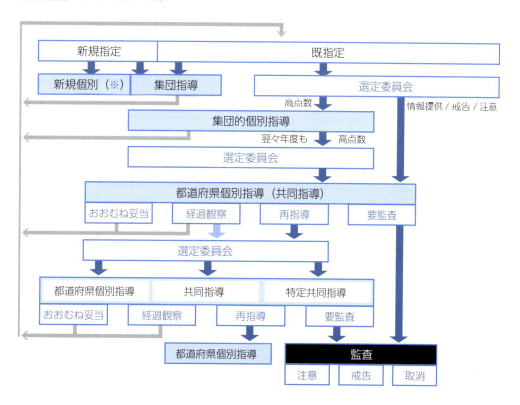

※ 明らかな不正または著しい不当が疑われた場合は、監査に移行する場合もある

3 施設基準に関連する行政指導が「適時調査」

適時調査は、地方厚生局が届出を受理した保険医療機関などに対し実施する調査です。概要は次の通りです。

1 対象医療機関

- 原則、施設基準の届出を行った保険医療機関等
- 新規保険医療機関の指定病院（指定後1年以内）
- 新規届出を行った病院（受理後6カ月以内）

2 実施頻度

- 原則年1回

- 対象保険医療機関数 300 以上であれば 3 年に 1 回、対象保険医療機関数が 150 以上 300 未満であれば 2 年に 1 回

情報提供があった医療機関や、届出・報告時に疑義が生じた保険医療機関が、優先的に実施されます。情報提供とは、保険者や行政、患者等から地方厚生局へ報告された情報です。

3 調査項目

重点施設基準に該当する項目（**図表 1-2-4**）

前回・前々回の適時調査でいずれも指摘がない項目は、調査省略が可能です。

必ず実施される項目

- 診療報酬改定で新設された施設基準
- 情報提供があった／届出・報告時に疑義が生じている施設基準
- 新規個別指導（新規指定後 1 年以内）の場合、すべての施設基準
- その他必要と認められた施設基準

図表 1-2-4 「令和 6 年 6 月版 適時調査　調査書」[2)] より「重点的に調査を行う施設基準」（一部抜粋）

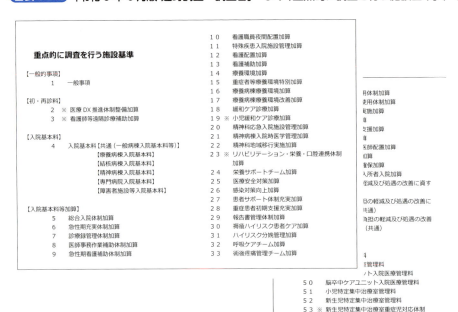

第1章　施設基準の基礎知識

4 実施通知

　地方厚生局より調査日1カ月前に所定の様式で通知送付があります。実施通知には、適時調査の根拠・目的、調査の日時と場所、事前提出書類、当日準備書類が記載されています。

5 提出書類

　事前提出書類と当日準備書類に分かれます。

　事前提出書類は、調査当日の10日前までに、地方厚生局に提出します。

　厚生局では、事前の作業で確認し、不整合の内容について調査当日に確認します。

6 自施設における適時調査の対応

　厚生労働省のウェブサイトに「適時調査実施要領等」が公表されています[2]。この「適時調査実施要領等」には、適時調査の選定や実施方法、事前提出書類や当日準備書類の具体的内容についても明記されています。

　書類や日々の管理に取り入れることで、調査時に慌てずに進めることができ、当日にどのような質問があるかなど、各項目の詳細も明記されています。**図表 1-2-5** は、当日調査員が手元に用意し調査を進める資料と同様のものです。

図表 1-2-5 「令和 6 年 6 月版 適時調査 調査書」[2] より（一部抜粋）

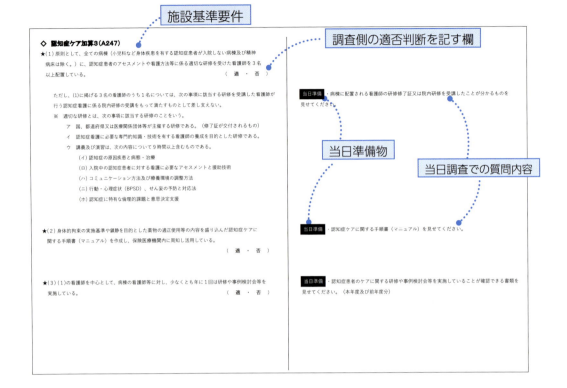

文献

1) 厚生労働省ウェブサイト．医療法に基づく立入検査について．
https://www.mhlw.go.jp/stf/seisakunitsuite/bunya/kenkou_iryou/iryou/i-anzen/tachiirikensa.html（2024 年 7 月閲覧）
2) 厚生労働省ウェブサイト．適時調査実施要領等．
https://www.mhlw.go.jp/seisakunitsuite/bunya/kenkou_iryou/iryouhoken/shidou_kansa_jissi.html（2024 年 7 月閲覧）

第2章

看護職に関係する施設基準

看護職に関係する施設基準の項目

1. 看護職員とは看護師と准看護師を指し、看護要員とは看護師と准看護師と看護補助者を指す
2. 専従とはその業務だけに従事していなければならないこと（10割従事）をいい、専任とはほかの業務を兼任してもよい
3. 看護職員等にかかわる診療報酬を知っておく

1 診療報酬に関連する職種用語

　施設基準の要件や通知文には、医師をはじめさまざまな職種にかかわる項目が多くあります。なかでも頻繁に「看護職員」と「看護要員」が示されている要件があります（**図表2-1-1**）。「職員」と「要員」では何が違うのでしょうか。この用語をきちんと理解しておかなければ、施設基準で誤った届出をしてしまうことになります。看護部内でも、看護に関する用語については正しく理解することが必要です。

1 看護職員

　看護職員は、「看護師および准看護師」を指します。保健師・助産師は看護師資格を保有していますので、施設基準では「看護職員」に含みます。

2 看護要員

　看護要員は、「看護師と准看護師と看護補助者」を指します。

図表 2-1-1 看護職員と看護要員の違い

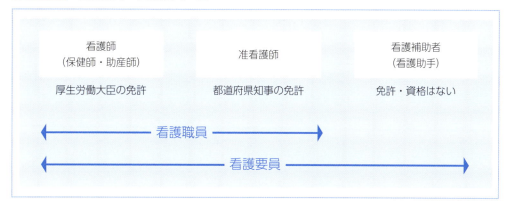

2 施設基準に関する人員配置用語

施設基準の人員配置要件には「専従」「専任」の要件が示されている項目があります（**図表 2-1-2**）。当然ながら看護師等に関する要件のなかにもありますので、この用語も理解しておく必要があります。

1 専従

原則その業務だけに従事していることを指します。ほかの業務を行うことはできません。

なお、施設基準とは別の、「がん診療連携拠点病院等の整備に関する指針」では、専従を「8割以上当該療養に従事していること」とされています[1]。施設基準の配置要件を、この「がん診療連携拠点病院等の整備に関する指針」の基準と同じと勘違いして運用すると、適時調査で「専従の要件（10割）を満たしていない不正請求」と指摘される場合がありますので、気をつけましょう。

2 専任

ほかの業務を兼任することが可能です。当該業務に責任をもち担当することであり、業務割合の定めはありません。

図表 2-1-2 専任と専従の違い

専従	その業務だけに従事すること ほかの業務を少しでも担当させると、「専従」とはできない
専任	その業務に責任を持ち担当すること ほかの業務を兼任することが可能

図表 2-1-3 常勤の最低勤務時間と最大勤務時間

最低勤務時間	週 32 時間以上※であること（健康保険法における常勤の最低勤務時間） ※育児・介護休業法による育児の短時間勤務制度の使用者は 30 時間以上である
最大勤務時間	週 40 時間以内（労働基準法で規定されている）

③ 常勤・非常勤

　看護職員等について、施設基準における常勤・非常勤の考え方には、注意が必要な点があります。常勤の所定労働時間は、最低勤務時間と最大勤務時間の 2 つを含めて考えます（**図表 2-1-3**）。

🖉 施設基準における「常勤」

　雇用契約の形式にかかわらず、週 32 時間以上勤務、かつ、各医療機関が規定している就業規則の常勤の勤務時間数以上で雇用契約している職員を「常勤」として考えます。非常勤として雇用されている職員や派遣の職員であっても、雇用契約上の勤務時間が常勤と同じ時間以上の場合は「常勤」と扱います。

3 看護職員等に関係する診療報酬の評価

　診療報酬には看護職員等に関係する項目がたくさんあり、それぞれ項目の評価として点数が定められています。診療報酬点数表の構成（**図表 2-1-4**）を理解しましょう。

図表 2-1-4 診療報酬点数表の構成

A 基本診療料	特掲診療料	
初・再診料	B 医学管理等	I 精神科専門療法
● 初診料	C 在宅医療	J 処置
● 再診料	D 検査	K 手術
● 外来診療料	E 画像診断	L 麻酔
入院料等	F 投薬	M 放射線治療
● 入院基本料	G 注射	N 病理診断
● 入院基本料等加算	H リハビリテーション	O その他
● 特定入院料		
● 短期滞在手術等基本料		

1 入院基本料、特定入院料

入院基本料

　入院基本料は、基本的な入院医療の体制を総合的に評価するものです。医療機関の機能（有床診療所、病院、特定機能病院）、病棟類型別（一般病棟、療養病棟、結核病棟、精神病棟等）により分類され、

- 設備や構造
- 看護職員等の配置
- 看護要員の勤務時間数
- 看護職員のうち看護師の比率
- 重症等の患者割合（看護必要度等）
- 平均在院日数

などにより、入院医療の評価として請求できる診療報酬の点数が、入院基本料としてそれぞれ設定されています。

特定入院料

　入院基本料とは別に、救命救急入院料や地域包括ケア病棟入院料等の、特定の疾患や病棟（病室）などの入院医療を評価した特定入院料があります。

　すべての入院料は、それぞれに該当する施設基準を満たし、地方厚生局への届出が必要です。

2 入院基本料等加算

　入院医療の機能や体制などの医療提供による評価として、入院基本料や特定入院料に上乗せする加算点数があります。

3 特掲診療料

　基本診療料（入院患者の場合は入院料等および入院基本料等加算）以外の項目を、特掲診療料といいます。特掲診療料の各項目にも、看護職員としての運用評価、特定の研修の修了や経験、資格等をもつ看護職員の配置を評価した項目も多くあります。

　参考に**図表 2-1-5～6** は、看護職員等に関連する診療報酬を抜粋したものです。

図表 2-1-5 看護職員等にかかる診療報酬項目（一部抜粋）

区分	項目名	届出要	研修	経験
入院基本料等加算	患者サポート体制充実加算	●	望ましい	―
	重症患者初期支援充実加算	●	―	―
	褥瘡ハイリスク患者ケア加算	●	●	●
	せん妄ハイリスク患者ケア加算	●	―	―
	入退院支援加算	●	―	●
	精神科入退院支援加算	●	―	●
医学管理等	がん患者指導管理料イ・ロ	●	●	●
	院内トリアージ実施料	●	―	●
	外来放射線照射診療料	●	―	―
	外来腫瘍化学療法診療料	●	―	●
	療養・就労両立支援指導料 注　相談支援加算	― ●	― ●	―
在宅医療	在宅患者訪問看護・指導料の3	●	●	―
注射	外来化学療法加算	●	―	●
リハビリ	リンパ浮腫複合的治療料	●	●	●
手術	人工肛門・人工膀胱造設術前処置加算	●	●	●

図表 2-1-6 看護職員等が介入するチーム医療に関連する診療報酬項目（一部抜粋）

区分	項目名	届出要	研修	経験
入院基本料等加算	緩和ケア診療加算	●	●	●
	精神科リエゾンチーム加算	●	●	●
	医療安全対策加算	●	●：管理者の場合	―
	感染対策向上加算	●	●	●
	呼吸ケアチーム加算	●	●	●
	術後疼痛管理チーム加算	●	●	●
	認知症ケア加算	●	●	●
医学管理等	糖尿病合併症管理料	●	●	●
	外来緩和ケア管理料	●	●	●
	糖尿病透析予防指導管理料	●	●	●
	外来排尿自立指導料	●	●	●
在宅医療	救急搬送診療料の重症患者搬送加算	●	望ましい	●
	在宅患者訪問褥瘡管理指導料	●	●：管理者の場合	●

文献

1) 厚生労働省健康局長．がん診療連携拠点病院等の整備について：がん診療連携拠点病院の整備に関する指針（用語の解説）．健発 0801 第 16 号 令和 4 年 8 月 1 日．
https://www.mhlw.go.jp/content/000972176.pdf（2024 年 7 月閲覧）

② 入院基本料の要件

■1 1病棟は60床以下が標準で、看護記録が必須である
■2 基準7つを満たす必要がある
■3 施設基準の要件である日々の看護職員配置管理や看護必要度測定は重要

1 病棟の概念および入院基本料にかかる看護記録

　施設基準においての「病棟」とは、看護単位の1単位のことを指します。1病棟あたりの病床数は原則として医療法に定められている60床以下を標準とします（精神病棟は70床まではやむをえない）。

　入院基本料の届出をした病棟においては、1看護体制ごとに厚生労働省が示す看護記録が必要です（**図表2-2-1**）。

　「入院基本料にかかる看護記録」[1] には留意事項の記載があり、これをしっかりと確認しておきましょう。この部分は、適時調査時にも指摘を受ける事項です。

図表 2-2-1 「入院基本料にかかる看護記録」（「基本診療料の施設基準等及びその届出に関する手続きの取扱いについて」別添6-別紙6）[1] から抜粋

①患者の個人記録	①経過記録 　個々の患者について観察した事項および実施した看護の内容等を**看護要員**が記録するもの。 　ただし、病状安定期においては診療録の温度表等に状態の記載欄を設け、その要点を記録する程度でもよい。 ②看護計画に関する記録 　個々の患者について、計画的に適切な看護を行うため、看護の目標、具体的な看護の方法および評価等を記録するもの。
②看護業務の計画に関する記録	①看護業務の管理に関する記録 　患者の移動、特別な問題をもつ患者の状態および特に行われた診療等に関する概要、看護要員の勤務状況ならびに勤務交替に際して申し送る必要のある事項等を、勤務帯ごとに記録するもの。 ②看護業務の計画に関する記録 　看護要員の勤務計画および業務分担、ならびに、看護師・准看護師の受け持ち患者割当等について、看護チームごとに掲げておくもの。看護職員を適正に配置するための患者の状態に関する評価の記録。

2 入院基本料等の7つの基準

　入院基本料または特定入院料は、次の7つの基準をすべて満たす場合にのみ算定できます。これら基準のうち1つでも満たしていない場合は、行政指導で入院料等の返還が発生します。

　7つの基準について、内容を一部抜粋して説明します。

1 入院診療計画

　入院診療計画とは「入院の際に、医師・看護師・その他必要に応じ関係職種の共同により策定される総合的な診療計画」をいいます。入院診療計画書には、病名、症状、治療計画、検査内容・日程、手術内容・日程、推定される入院期間等が記載されており、その内容について、文書によって患者に対して入院後7日以内に説明し、作成した文書は患者に交付し（渡し）、カルテに写しを添付することが必要です。

Q 入院診療計画書の要件を満たしていれば、患者用クリニカルパスを入院診療計画書として代用できますか？

A 入院診療計画書の記載項目が含まれていれば、クリニカルパスを入院診療計画書として代用できます。
　なお、患者用クリニカルパスを入院診療計画書とする場合には、以下の点に注意が必要です。
- 基本の入院診療計画書と同じ項目が記載されていること。
- 入院中から退院後の生活がイメージできる内容（退院後の治療計画、退院後の留意点含め）であること。

② 院内感染防止対策

院内感染防止対策委員会が設置されており、月1回程度、定期的に開催されている必要があります。委員会のメンバーは、病院長または診療所長、看護部長、薬剤部門の責任者、検査部門の責任者、事務部門の責任者、感染症対策に相当の経験を有する医師等の職員などから構成されていなければなりません。

③ 医療安全管理体制

- 安全管理に関する基本的な考え方や医療事故発生時の対応方法等を文書化した安全管理のための指針
- 医療事故等の院内報告制度で、院内で発生した医療事故・インシデント等が報告され、その分析を通した改善策が実施される体制
- 安全管理責任者等で構成される委員会を月1回程度開催
- 医療安全管理の体制確保のための職員研修

などが必要です。

④ 褥瘡対策

褥瘡対策にかかる専任の医師、および、褥瘡看護に関する臨床経験を有する専任の看護職員から構成される褥瘡対策チームの設置が必要です。そして、日常生活の自立度が低い入院患者に対する褥瘡に関する危険因子の評価を実施し、褥瘡危険因子のある患者・すでに褥瘡がある患者に対して褥瘡対策の診療計画を作成・実施・評価することが求められます。患者の状態に応じて、褥瘡対策に必要な体圧分散式マットレス等を適切に選択し使用する体制も必要です。

また、褥瘡対策チームの構成メンバー等による委員会が定期的に開催されることが望まれます。

入院基本料等の7つの基準の「褥瘡対策」と、入院基本料等加算の褥瘡ハイリスク患者ケア加算の要件は異なります。

褥瘡ハイリスク患者ケア加算は、研修を修了し、褥瘡ハイリスク患者の経験を5年以上有する看護師を褥瘡管理者として配置し、褥瘡予防・管理が難しく重点的な褥瘡ケアが必要な患者に対し計画策定、診療を行うことが必要です。

第2章　看護職に関係する施設基準

Q&A

Q 入院中の患者にスキン‐テアが発生した場合の対処について、「褥瘡対策に関する診療計画書」に基づき看護計画を立案しなければなりませんか？

A 「褥瘡対策に関する診療計画書」の（1）危険因子の評価のうち、皮膚の脆弱性（スキン‐テアの保有）が「あり」となる場合、危険因子を有する患者となります。その場合、褥瘡対策に関する診療計画書を作成、そのなかで看護計画も立案する必要があります。実際のケアについては、日本皮膚科学会より公表されているガイドライン等があります。

＊参考：褥瘡診療ガイドライン（日本皮膚科学会）

https://www.dermatol.or.jp/uploads/uploads/files/guideline/zyokusou2023.pdf

5 栄養管理体制

　常勤の管理栄養士が病院に1名以上配置されている必要があります。

　管理栄養士をはじめとして、医師・看護師・その他の医療従事者が共同して栄養管理を行う体制を整備し、あらかじめ、標準的な栄養スクリーニングを含む栄養状態の評価、栄養管理計画、退院時を含む定期的な評価等に関する「栄養管理手順」の作成が必要です。また、患者の入院時に栄養状態を共同で確認し、特別な栄養管理の必要性の有無を入院診療計画書に記載しなければなりません。

　また、特別な栄養管理が必要と判断される患者について、入院後7日以内に医師・管理栄養士・看護師等が、共同して栄養管理計画書を作成することが必要です。

> **2024.3.28 事務連絡（疑義解釈その1 問23、24 より）**
> - 「標準的な栄養スクリーニングを含む栄養状態の評価」とは、GLIM基準による栄養状態の評価を位置づけることが望ましいが、GLIM基準を参考にしつつ、各医療機関の機能や患者特性等に応じて、標準的な手法を栄養管理手順に位置づけた場合も含まれる。ただし、血中アルブミン値のみで栄養状態の評価を行うことは標準的な手法に含まれないため、複合的な栄養指標を用いた評価を位置づけること。
> - 「退院時を含む定期的な評価」は、必ずしもすべての患者について退院時の評価を行う必要はないが、各医療機関の機能や患者特性等に応じて、どのような患者や状況の場合に退院時の評価を行うかなどを栄養管理手順に位置づけておくこと。

⑥ 意思決定支援

厚生労働省の「人生の最終段階における医療・ケアの決定プロセスに関するガイドライン」等の内容を踏まえて、適切な意思決定支援に関する指針を定める必要があります。

なお、以下の施設基準を届出た病棟のみを有する医療機関は対象外となります。

小児特定集中治療室管理料、総合周産期特定集中治療室管理料、新生児特定集中治療室管理料、新生児治療回復室入院医療管理料、小児入院医療管理料または児童・思春期精神科入院医療管理料。

⑦ 身体的拘束最小化

身体的拘束最小化対策を行う必要があります。

専任医師、専任看護職員を含む身体的拘束最小化チームを設置し、実施状況について管理者を含む職員に定期的に周知徹底を行います。また指針を作成し周知活用し、職員に定期的な研修を行います。

緊急やむをえない場合を除き、身体的拘束を行ってはなりませんが、身体的拘束を行う場合は、その態様および時間、その際の患者の心身の状況ならびに緊急やむをえない理由を記録する必要があります。

なお、身体的拘束最小化対策の基準を満たすことができない医療機関は、入院基本料が1日につき40点減算となります。

第2章　看護職に関係する施設基準

　「入院診療計画書」「褥瘡対策に関する診療計画書」「栄養管理計画書」は、厚生労働省から様式見本が示されています。様式見本の項目をすべて網羅していれば、医療機関独自の文書でも差し支えありません。

　「栄養管理計画書」については、令和6年6月より様式が変更（「GLIM 基準による評価」の項目追加）となっています。留意してください。

3　入院基本料等の施設基準要件

　各入院基本料等は、それぞれ、構造・設備・人員配置などの施設基準が異なります。

　例として、一般病棟入院基本料（急性期一般入院料1〜6と地域一般入院料1〜3）の施設基準要件を示します（**図表 2-2-2**）。このように、入院基本料等の施設基準は、基本的には❶〜❻で構成されています（入院料の区分によっては異なる場合もあります）。また、夜勤に従事する看護職員の月平均夜勤時間数72時間以下の基準（❼）もあります（療養病棟入院基本料および特別入院基本料を除く）。

図表 2-2-2 一般病棟入院基本料の施設基準要件

	所定点数	初期加算	❶看護配置（以上）	❷看護師比率（以上）	❸平均在院日数（以内）	❹常勤医師（以上）	❺重症度、医療・看護必要度（以上）		❻在宅復帰・連携率（以上）	❼月平均夜勤時間数（以下）
							Ⅰ	Ⅱ		
急性期一般入院料1	1,688点	14日以内+450点 15～30日+192点	7対1	70%	16日	10対1	割合①：21% 割合②：28%	割合①：20% 割合②：27%	80%	72時間
急性期一般入院料2	1,644点		10対1		21日	—	22%	21%	—	
急性期一般入院料3	1,569点						19%	18%		
急性期一般入院料4	1,462点						16%	15%	—	
急性期一般入院料5	1,451点						12%	11%		
急性期一般入院料6	1,404点						測定・評価		—	

ADL維持向上等体制加算：80点（1日につき）

	所定点数	初期加算	❶看護配置（以上）	❷看護師比率（以上）	❸平均在院日数（以内）	❹常勤医師（以上）	❺重症度、医療・看護必要度（以上）		❻在宅復帰・連携率（以上）	❼月平均夜勤時間数（以下）
							Ⅰ	Ⅱ		
地域一般入院料1	1,176点	14日以内+450点 15～30日+192点	13対1	70%	24日	—	測定・評価		—	72時間
地域一般入院料2	1,170点									
地域一般入院料3	1,003点		15対1	40%	60日		—	—		

重症児（者）受入連携加算：2,000点（入院初日）
救急・在宅等支援病床初期加算：150点

	所定点数	初期加算
特別入院基本料※	612点	14日以内　＋300点 15～30日　＋155点

※看護配置、看護師比率、平均在院日数の最低基準を1つでも下回った場合に算定

第2章　看護職に関係する施設基準

1 看護配置

入院患者に対する 1 日あたりの必要な看護職員の数を示したものです。病棟の種類によって「7 対 1」「10 対 1」「13 対 1」「15 対 1」「20 対 1」等、その割合は変わります。

この場合の看護職員とは、病棟において実際に入院患者の看護にあたっている看護職員を指します。

> 入院患者数は、1 日平均入院患者数を用います。1 日平均入院患者数は、直近 1 年間の延べ入院患者数（当該病棟の 24 時現在の入院患者の延べ数）を、延べ日数で割った人数です。なお、延べ入院患者数から除外する者などの規定があります。

2 看護師比率

施設基準で配置が求められる必要な看護職員数のうち、看護師の割合です。

たとえば、一般病棟入院基本料の看護師比率は 70％以上と定められています。看護師比率 70％以上とは、残りの 30％以下は准看護師であっても差し支えないことを示しています。

3 平均在院日数

病院の入院治療機能を評価する指標の 1 つで、入院してから退院するまでの平均の期間です。入院基本料ごとに基準の日数が設定されています。

平均在院日数の算出期間は、直近 3 カ月で、当該病棟に入院している保険診療の在院患者延べ日数を、当該病棟の新入棟患者延べ数と新退棟患者の延べ数を足した数の 2 分の 1 で割って算出します。

$$平均在院日数＝\cfrac{当該病棟における直近 3 カ月間の在院患者延べ日数}{\left(\begin{array}{c}当該病棟における直近 3 カ月間の新入棟患者数\\ ＋\\ 当該病棟における直近 3 カ月間の新退棟患者数\end{array}\right)÷2}$$

4 常勤医師の配置

　保険医療機関は医療法で規定される医師の配置の基準を満たすことが必要ですが、そのうえで、施設基準により常勤医師の配置が要件とされている項目があります。たとえば「急性期一般入院料 1」のように 7 対 1 入院基本料を算定する病棟では、病棟に入院する患者 10 人に対し 1 人以上の常勤医師の配置が必要です（10 対 1 以上）。また、ハイケアユニット入院医療管理料等の特定入院料や、緩和ケア診療加算等、常勤の医師の配置が要件となっている項目は多くあります。

　なお、「週 3 日以上かつ週 22 時間以上の勤務」するものを組み合わせて、常勤換算が認められています。「常勤換算」とは、非常勤職員の勤務時間が常勤職員何人分にあたるかを計算することをいいます。たとえば常勤換算 0.5 人の非常勤職員が 2 人いれば、常勤換算 1 人としてカウントすることができます。常勤換算の人数は、週あたりの非常勤職員の勤務時間を週あたりの所定労働時間で割って算出します。

5 「重症度、医療・看護必要度」

「重症度、医療・看護必要度」とは「急性期の入院患者に対する看護の量」を測定するための指標です。

「重症度、医療・看護必要度」は、「重症度、医療・看護必要度Ⅰ」または「重症度、医療・看護必要度Ⅱ」のいずれの評価票を用いて、測定・評価し、A項目（モニタリング、処置など）、B項目（患者の状態など）、C項目（医学的状況）の3つを組み合わせた評価基準を満たす患者の割合が、入院基本料ごとに設定されています。

なお、急性期一般入院料1、200床以上の急性期 一般入院料2または3、400床以上の急性期一般入院料4または5および特定機能病院入院基本料（一般病棟）を算定する病棟では、「一般病棟用の重症度、医療・看護必要度Ⅱ」を用いて評価をすることとされています。

「重症度、医療・看護必要度Ⅰ」の評価者は院内研修を受けている必要があります。A・C項目のうちレセプト電算処理システム用コード一覧を用いて評価する項目については、評価者による判断の必要はありません。

「重症度、医療・看護必要度Ⅱ」のA・C項目は、レセプト電算処理システム用コード一覧を用いて評価します。B項目の評価者は院内研修を受けている必要があります。

> 令和6年度診療報酬改定で、急性期一般入院基本料1の重症度、医療・看護必要度Ⅰ・Ⅱの基準にB項目を用いないことになりましたが、B項目の評価表を用いて評価を行う必要があります。

6 在宅復帰率

病院から退院した人が、どれだけ「在宅等」に移ったかを示す割合のことです。

「在宅等」とは、主に患者が退院した後に居住する場所で、届出をしている入院料によって、具体的な条件が異なります。また、計算に含める患者や除外する患者が規定されています（**図表 2-2-3**）。

図表 2-2-3 「在宅等」の範囲の例

急性期一般入院料1

自宅、居住系介護施設、介護老人保健施設、有床診療所、他施設の療養病棟、他施設の回復期リハビリテーション病棟、他施設の特定機能病院リハビリテーション病棟入院料病棟、他施設の地域包括ケア病棟または病室

- 急性期一般入院基本料1の在宅復帰率計算から除外できる対象患者に、2024（令和6）年度診療報酬改定で新設された「救急患者連携搬送料※」を算定し他施設へ転院した患者が追加
  ※救急患者連携搬送料：三次救急病院等が救急外来を受診した患者に初期診療を行ったうえで、連携する他の医療機関へ入院目的で搬送した場合の評価

地域包括ケア病棟入院料（管理料）

自宅、居住系介護施設、介護サービスの実績がある有床診療所、一部の介護老人保健施設（短期入所療養介護の場合）等

- 介護老人保健施設への退院患者数から次の患者数を控除する
①介護老人保健施設（※の届出を行っているもの）に入所した患者の5割の数
②介護老人保健施設（※の届出を行っていないもの）に入所した患者の数
  ※介護保健施設サービス費（Ⅰ）の介護保健施設サービス費（ⅱ）、介護保健施設サービス費（ⅳ）、ユニット型介護保健施設サービス費（Ⅰ）のユニット型介護保健施設サービス費

7 看護職員の夜勤時間は、月平均72時間以下

　夜勤を行う看護職員の1人あたりの月平均夜勤時間数は72時間以下が基準です。月平均夜勤時間数は、病棟（看護単位）ではなく、同一の入院基本料を算定する病棟の看護職員全体で計算します。夜勤時間の計算から除外する従事者（夜勤専従者：夜勤専門で雇用契約をしている従事者や該当月に夜勤専従で業務を行った看護職員等、夜勤の勤務時間が短い従事者：月16時間以下）もいます。

　なお、療養病棟入院基本料と特別入院基本料を算定する病棟、特定入院料を算定する病棟や治療室の看護職員には適用されません。

文献

1）基本診療料の施設基準等及びその届出に関する手続きの取扱いについて．令和6年3月5日保医発0305第5号.
https://www.mhlw.go.jp/content/12404000/001252053.pdf（2024年7月閲覧）

入院基本料の届出に関係する様式

- **1** 専従者が病棟の勤務配置要員になっていないか確認する
- **2** 研修修了者は更新の有無を必ず年1回チェックする

1 入院基本料の届出に必要な様式

例として一般病棟入院基本料(急性期一般入院料1〜6・地域一般入院料1〜3)の届出に必要な様式を示します(**図表 2-3-1**)。

図表 2-3-1 一般病棟入院基本料(急性期一般入院料1〜6・地域一般入院料1〜3)の届出に必要な様式

別添7	基本診療料の施設基準等に係る届出書
様式5	入院診療計画、院内感染防止対策、医療安全管理体制、褥瘡対策、栄養管理体制、意思決定支援および身体的拘束最小化の基準に適合していることを確認するための入院基本料および特定入院料届出に係る添付書類
様式6	入院基本料等の施設基準に係る届出書添付書類(病棟数、病床数、入院患者数、平均在院日数)
様式7	入院基本料等の施設基準に係る届出書添付書類(専従・専任等の看護職員の配置状況)
様式9	入院基本料等の施設基準に係る届出書添付書類(看護要員の配置、月平均夜勤時間数など)
様式10	急性期一般入院基本料、7対1入院基本料、10対1入院基本料、地域一般入院料1、看護必要度加算、一般病棟看護必要度評価加算、総合入院体制加算、急性期看護補助体制加算、看護職員夜間配置加算、看護補助加算1、脳卒中ケアユニット入院医療管理料、地域包括医療病棟入院料、地域包括ケア病棟入院料、特定一般病棟入院料の注5の施設基準に係る患者の重症度、医療・看護必要度に係る届出書添付書類(新規・8月報告)
様式10の2	急性期一般入院料1・7対1入院基本料における常勤の医師の員数に係る届出書添付書類
様式10の5	急性期一般入院料1および7対1入院基本料における自宅等に退院するものの割合に係る届出書添付書類
様式10の6	一般病棟入院基本料の「注11」に規定する90日を超えて入院する患者の算定に係る届出書
様式11	感染症病床を有する一般病棟の病棟単位届出書添付書類
その他夜間の看護体制や看護補助者の配置にかかわる評価項目は、様式13の3・様式18の3を用いる	

別添７は、基本診療料の届出に必要な届出書です。様式５は入院基本料等の基準７つを満たしているかを示す様式で、様式６は届出に該当する病棟数、病床数等を記載する様式です。

看護職員・看護要員にかかわるものは、様式５、７、９、10 です。以下に具体的に紹介します。

2 様式５

様式５（**図表 2-3-2**）[1] は、入院料の７つの基準について記入する様式です。７つの基準すべてて、看護職員のかかわりが重要となっています。

図表 2-3-2 様式５ [1]

様式５

入院診療計画、院内感染防止対策、医療安全管理体制、褥瘡対策、栄養管理体制、意思決定支援及び身体的拘束の基準に適合していることを確認するための入院基本料及び特定入院料届出に係る添付書類

下記について、適合する場合は□に「✓」し、内容を記載すること。

□　当該保険医療機関において、別添６の別紙２及び別紙２の２を参考として入院診療計画を策定し、入院患者に対して説明を行っている。

□　当該保険医療機関において、院内感染防止対策が行われ、院内感染防止対策委員会設置要綱、委員会議事録を作成している。

①院内感染防止対策委員会の活動状況	
開催回数	回／月
委員会の構成メンバー	
②水道・消毒液の設置状況	
病室数	室
水道の設置病室数（再掲）	室
消毒液の設置病室数（再掲）	室
消毒液の種類「成分名」 ※成分ごとに記載のこと	・　室 ・　室
③感染情報レポートの作成・活用状況	
作成回数	回／週
活用状況	

□　当該保険医療機関において、医療安全管理体制が整備され、安全管理の体制確保のための委員会設置要綱、委員会議事録を作成している。

①安全管理のための指針の整備状況	
指針の主な内容	
②安全管理の体制確保を目的とした医療事故等の院内報告制度の整備状況	
③安全管理の体制確保のための委員会の開催状況	
開催回数	回／月
委員会の構成メンバー	
④安全管理の体制確保のための職員研修の開催状況	年　回
研修の主な内容等	

□　当該保険医療機関において、褥瘡対策が行われ、別添６の別紙３を参考として「褥瘡対策に関する診療計画書」を作成している。

（1）褥瘡対策チームの活動状況		
従事者	専任の医師名	
	専任の看護職員名	
活動状況 （施設内での指導状況等）		

（2）褥瘡対策の実施状況（届出前の１ヶ月の実績・状況）	
①　褥瘡に関する危険因子の評価を実施した患者数	人
②　①のうち、褥瘡に関する危険因子を有す、或いは既に褥瘡を有していた患者数	人
③　褥瘡に関する診療計画を作成した患者数	人
④　体圧分散マットレス等に関する体制の整備状況	

□　当該保険医療機関において、栄養管理体制が整備されている。（病院に限る）

栄養管理を担当する常勤の管理栄養士		
氏　名	勤　務　時　間	備　考

栄養管理を担当する常勤の管理栄養士が配置されていない場合		
非常勤の管理栄養士の有無 （どちらかに○）	有	無
常勤の栄養士の有無 （どちらかに○）	有	無

□　適切な意思決定支援に関する指針を定めている。

□　身体的拘束の最小化を行うにつき、十分な体制が整備されている。
※精神科病院（精神科病院以外の病院で精神病室が設けられているものを含む）は、以下①～④の記載は不要。

①身体的拘束最小化チーム			
氏　名	職　種	氏　名	職　種
②身体的拘束の実施状況の把握、管理者を含む職員への周知方法の状況			
③身体的拘束を最小化するための指針の整備状況			
指針の主な内容			
指針の策定日	年　月　日	指針の最新見直し日	年　月　日
④身体的拘束の最小化に関する職員研修の開催状況		年	回
研修の主な内容等			

適切な意思決定支援、身体的拘束最小化の欄について、令和７年５月 31 日までは経過措置のため、令和６年 10 月１日の再届出時には、詳細の記入がなくても差し支えありません

第2章　看護職に関係する施設基準

3　様式7

　様式7（**図表2-3-3**)[1]は、入院基本料以外の基本診療料と特掲診療料について、保険医療機関内のどの看護職員を「専従」「専任」として届け出ているかの状況を一覧で記載する様式です。該当する施設基準は**図表2-3-4**です。

図表2-3-3　様式7[1]（一部抜粋）

様式7

入院基本料等の施設基準に係る届出書添付書類

○専従・専任等の看護職員配置状況
（届出があり、専従・専任の看護職員配置している場合には氏名を記入すること）

| 褥瘡対策チーム専任看護職員 | 氏　名 |
| 身体的拘束最小化チーム専任看護職員 | 氏　名 |

区　　分	看護職員の配置	氏　　名
外来感染対策向上加算	感染防止対策部門内に専任の看護師	
急性期充実体制加算	救急又は集中治療の経験を有し、所定の研修を修了した専任の看護師	
緩和ケア診療加算	悪性腫瘍患者の看護に従事した経験を有し、緩和ケア病棟等における研修を修了した専従の常勤看護師	
	悪性腫瘍患者の看護に従事した経験を有し、緩和ケア病棟等における研修を修了した専任の常勤看護師	
小児緩和ケア診療加算	悪性腫瘍患者の看護に従事した経験を有し、緩和ケア病棟等における研修を修了した専従の常勤看護師	
	悪性腫瘍患者の看護に従事した経験を有し、緩和ケア病棟等における研修を修了した専従の常勤看護師で、小児看護に従事し経験のある専従看護師	
	小児患者の看護に従事した経験以上有している専任の看護師	
精神科リエゾンチーム加算	精神科の経験を有する、精神看護関連領域に係る適切な研修を修了した専任の常勤看護師	
がん拠点病院加算	がん化学療法看護等がんの専門看護に精通した看護師	
栄養サポートチーム加算	栄養管理に係る所定の研修を修了した専従の常勤看護師	
	栄養管理に係る所定の研修を修了した専任の常勤看護師	
医療安全対策加算1	医療安全対策に係る適修了した専従の看護師	
医療安全対策加算2	医療安全対策に係る適修了した専任の看護師	
感染対策向上加算1	感染管理に従事した経験を有し、感染管理に係る適切な研修を修了した専従の看護師	
	感染管理に従事した経験を有し、感染管理に係る適切な研修を修了した専任の看護師	
感染対策向上加算2	感染管理に従事した経験を有する専任の看護師	
患者サポート体制充実加算	患者等からの相談に対して適切な対応ができる専任の看護師	
重症患者初期支援充実加算	当該患者及びその家族等が治療方針及びその内容等を理解し、当該治療方針等に係る意向を表明するための支援を行う専任の看護師	

> 研修修了者は、更新が必要な研修か、更新がされているか確認が必要です

> 専従者は、規定された項目以外兼務不可のため、複数項目に重複がないか確認が必要です

43

図表 2-3-4 様式 7 の添付が必要な施設基準（一部抜粋）

- 褥瘡対策チーム（専任看護職員）
- 身体的拘束最小化チーム（専任看護職員）
- 外来感染対策向上加算
- 急性期充実体制加算
- 緩和ケア診療加算
- 精神科リエゾンチーム加算
- がん拠点病院加算
- 栄養サポートチーム加算
- 医療安全対策加算
- 感染対策向上加算
- 患者サポート体制充実加算
- 重症患者初期支援充実加算
- 褥瘡ハイリスク患者ケア加算
- 呼吸ケアチーム加算
- 術後疼痛管理チーム加算
- 入退院支援加算・入院時支援加算
- 認知症ケア加算

- 排尿自立支援加算
- 精神疾患診断治療初回加算
- 早期離床・リハビリテーション加算
- 重症患者対応体制強化加算
- 成育連携支援加算
- 養育支援体制加算
- 地域包括ケア病棟入院料
- 特定一般病棟入院料
- 地域移行機能強化病棟入院料
- ウイルス疾患指導料
- 喘息治療管理料
- 糖尿病合併症管理料
- がん患者指導管理料
- 外来緩和ケア管理料
- 移植後患者指導管理料
- 糖尿病透析予防指導管理料
  など

4 様式 9

　様式 9 は勤務時間数等の実績を記載する書類です。看護要員の職種ごと（看護師、准看護師、看護補助者）、該当病棟・治療室ごとに記載します。適時調査では必ず様式 9 が確認されます。もととなる勤務割振表などと突合され、入力誤りや様式 9 に含める時間数の整合性等を確認されます。

　様式 9 については、第 3 章・第 4 章で詳しく解説します。

5 様式 10

　様式 10（**図表 2-3-5**）[1] は入院基本料、入院基本料等加算のなかで、「重症度、医療・看護必要度」を施設基準の要件に含む項目の場合に、必要な様式です。届出に該当する病棟・治療室ごとに、日々評価し登録している必要度の実績値を記入します。

> 　特定集中治療室管理料など、「重症度、医療・看護必要度」が設定されている特定入院料では「様式 43」を用います。

第**2**章　看護職に関係する施設基準

図表 2-3-5 様式 10[1]（一部抜粋）

様式 10

急性期一般入院基本料
7 対 1 入 院 基 本 料
10 対 1 入 院 基 本 料
地 域 一 般 入 院 料 1
看 護 必 要 度 加 算
一般病棟看護必要度評価加算
総 合 入 院 体 制 加 算
急性期看護補助体制加算
看護職員夜間配置加算
看 護 補 助 加 算 1
脳卒中ケアユニット入院医療管理料
地域包括医療病棟入院料
地域包括ケア病棟入院料
特定一般病棟入院料の注5

の施設基準に係る患者の重症度、
医療・看護必要度に係る届出書
添付書類（新規・8 月報告）

（該当するものを〇で囲むこと）

> 一般病棟用の看護必要度の実績は
> 届出前「直近 3 カ月」の実績が必要です。

1　入院基本料（急性期一般入院料 1 及び 7 対 1 入院基本料（特定機能病院入院
基本料（一般病棟に限る。）及び専門病院入院基本料）に限る）
(1) 評価に用いる重症度、医療・看護必要度の評価票（該当する欄の口に「✓」を記入のこと。）
□　一般病棟用の重症度、医療・看護必要度Ⅱを用いて評価を行っている
□　一般病棟用の重症度、医療・看護必要度Ⅰを用いて評価を行っている（許可病床数が 200 床未
満の保険医療機関であって、重症度、医療・看護必要度Ⅱを用いた評価を行うことが困難である
ことに正当な理由（電子カルテシステムを導入していない）がある場合）
(2) 届出事項（該当に〇）
（　入院料等の届出の変更　・　入院料等の届出及び評価方法の変更　・　評価方法の変更　）
(3) 直近 3 月の実績

届出入院料 （該当に〇）	届出病床数	入院患者の状況（直近 3 月）（　　年　　月　～　　年　　月）				
		ア 入院患者延べ数	【基準①】		【基準②】	
			イ アのうちA3点以上又はC1点以上に該当する患者の延べ数	ウ 該当患者割合 （イ／ア）	エ アのうちA2点以上又はC1点以上に該当する患者の延べ数	オ 該当患者割合 （エ／ア）
急性期一般入院料 1 特定機能病院入院基本料（一般病棟に限る。）（7 対 1） 専門病院入院基本料（7 対 1）	床	名	名	%	名	%

2　入院基本料等（急性期一般入院料 1 及び 7 対 1 入院基本料（特定機能病院入
院基本料（一般病棟に限る。）及び専門病院入院基本料）を除く）
(1) 評価に用いる重症度、医療・看護必要度の評価票（該当に〇）（　Ⅰ　・　Ⅱ　）
(2) 届出事項（該当に〇）
（　入院料等の届出の変更　・　入院料等の届出及び評価方法の変更　・　評価方法の変更　）
(3) 直近 3 月の実績

届出入院料 （該当に〇）	届出区分 （該当に〇）	届出の加算 （該当に〇）	届出病床数	入院患者の状況（直近 3 月）（　　年　　月　～　　年　　月）				
				ア 入院患者延べ数	重症度、医療・看護必要度Ⅰ		重症度、医療・看護必要度Ⅱ	
					イ アのうち基準を満たす患者の延べ数	ウ 該当患者割合 （イ／ア）	エ アのうち基準を満たす患者の延べ数	オ 該当患者割合 （エ／ア）
一般病棟入院基本料 専門病院入院基本料（がん・循環器） 特定機能病院入院基本料 結核病棟入院基本料（7 対 1）	急性期一般入院料2 急性期一般入院料3 急性期一般入院料4 急性期一般入院料5 急性期一般入院料6 地域一般入院料1 7 対 1 10 対 1 13 対 1	看護必要度加算 一般病棟看護必要度評価加算 急性期看護補助体制加算 看護職員夜間配置加算 看護補助加算1	床	名	名	%	名	%

45

参考 重症度、医療・看護必要度の概要

評価項目

A項目（モニタリングおよび処置等）、B項目（患者の状況等）、C項目（手術等の医学的状況）に分かれています。

評価方法

重症度、医療・看護必要度ⅠとⅡがあります。

重症度、医療・看護必要度Ⅰ	A項目の一部とC項目はレセプト電算処理システム用コードを用いたデータで評価、その他は研修修了した看護師等が評価します。
重症度、医療・看護必要度Ⅱ	A項目・C項目はすべてレセプト電算処理システム用コードを用いたデータで評価、B項目は研修修了した看護師等が評価します。

届出医療機関による必要度評価の規定

- 急性期一般入院料1（許可病床数200床未満の保険医療機関電子カルテシステムを導入していない場合を除く）
- 許可病床数200床以上の保険医療機関で急性期一般入院料2・3の場合
- 許可病床数400床以上の保険医療機関であって急性期一般入院料4・5の場合
- 特定機能病院入院基本料（一般病棟7対1）

上記のいずれかに該当する場合は、「一般病棟用の重症度、医療・看護必要度Ⅱ」で評価することが必須です。

上記以外の病棟については、重症度、医療・看護必要度Ⅰ・Ⅱのいずれかの評価票を用いて測定します。なお、測定に用いる評価票を変更する場合は、地方厚生局への届出が必要になります。

必要度の評価者

A項目の一部やB項目は、院内研修を修了した看護師等が実施する必要があります。過去に保険医療機関で研修を受けた看護師等であっても、診療報酬改定時には、新たに、評価方法の見直しに対応した院内研修の修了が必要です。

6 様式18の3、様式13の3

夜間看護の体制や看護補助者の体制にかかる届出要件には、様式18の3と様式13の3を提出します。

様式18の3（**図表2-3-6**）[1]は、看護補助者の配置に係る届出区分や組織体制、研修の有無などを記載する書類です。

2024（令和6）年度の改定では、看護補助体制充実加算が1～3の区分に分かれ、看護師長や病棟看護職員の研修の要件に加え、以下の要件が追加されました（**図表2-3-7**）。

- 3年以上の看護補助者としての勤務経験を有する看護補助者を5割以上配置すること
- 主として直接患者に対し療養生活上の世話を行う看護補助者の数は100対1以上（介護福祉士の資格を有する者または看護補助者として3年以上の勤務経験を有し、適切な研修［12時間程度］を修了した看護補助者）
- 看護補助者の業務に必要な能力を段階的に示し、看護補助者の育成や評価に活用（加算1・2のみ）

図表 2-3-6 様式 18 の 3（一部抜粋）[1]

様式 18 の 3

```
夜間看護加算／看護補助体制充実加算（療養病棟入院基本料の注 12・13）
看護補助加算／看護補助体制充実加算（障害者施設等入院基本料の注 9・10）
急性期看護補助体制加算
看護補助体制充実加算（急性期看護補助体制加算の注 4）
看護職員夜間配置加算
看護補助加算
看護補助体制充実加算（看護補助加算の注 4）
看護補助加算／看護補助体制充実加算（地域包括医療病棟入院料の注 5・8）
看護補助加算／看護補助体制充実加算（小児入院医療管理料の注 9・10）
看護補助者配置加算／看護補助体制充実加算（地域包括ケア病棟入院料の注 4・5）
```
に係る届出書添付書類

1 届出区分

（新規に届け出るものについては「新規届出」欄、既に届出を行っているものについては「既届出」欄の□に「✓」を記入のこと。）

新規届出	既届出	区分	新規届出	既届出	区分
□	□	夜間看護加算 （療養病棟入院基本料の注 12）	□	□	看護補助体制充実加算 （療養病棟入院基本料の注 13） （ 1・2・3 ） （いずれか該当するものに○をつけること）
□	□	看護補助加算 （障害者施設等入院基本料の注 9）	□	□	看護補助体制充実加算 （障害者施設等入院基本料の注 10） （ 1・2・3 ） （いずれか該当するものに○をつけること）
□	□	急性期看護補助体制加算 （ 　　 対 1 ）	□	□	看護補助体制充実加算 （急性期看護補助体制加算の注 4） （ 1・2 ） （いずれか該当するものに○をつけること）
□	□	看護職員夜間配置加算 （12 対 1 配置加算（ 1・2 ）、 16 対 1 配置加算（ 1・2 ）） （いずれか該当するものに○をつけること）	□	□	看護補助加算 （ 1・2・3 ） （いずれか該当するものに○をつけること）
□	□	看護補助体制充実加算 （看護補助加算の注 4） （ 1・2 ） （いずれか該当するものに○をつけること）	□	□	看護補助体制充実加算 （地域包括医療病棟入院料の注 5） （ 　　 対 1 　　 ）
□	□	看護補助体制充実加算 （地域包括医療病棟入院料の注 8） （ 1・2・3 ） （いずれか該当するものに○をつけること）	□	□	看護補助加算 （小児入院医療管理料 9）
□	□	看護補助体制充実加算 （小児入院医療管理料 10）	□	□	看護補助者配置加算 （地域包括ケア病棟入院料の注 4）
□	□	看護補助体制充実加算 （地域包括ケア病棟入院料の注 5） （ 1・2・3 ） （いずれか該当するものに○をつけること）			

2 療養病棟における入院患者の状況

①	当該病棟の入院患者延べ数	名
	（算出期間（1 か月）　　年　　月）	
②	①のうち ADL 区分 3 の患者の延べ数	名
③	ADL 区分 3 の患者の割合（②／①）	％

3 急性期医療を担う医療機関の体制

1）次の区分のいずれかに該当する病院　（該当する区分の全てに○をつけること。）
 ① 年間の緊急入院患者数が 200 名以上の実績を有する病院
 　 期　　　間：　年　月～　年　月
 　 緊急入院患者数：　　　　　　名
 ② 総合周産期母子医療センターを有する医療機関

2）年間の救急自動車及び
 救急医療用ヘリコプターによる搬送受入人数　　　人／年
 うち入院患者数　　　人／年

4 看護補助者に対する研修

看護補助業務に必要な基礎的な知識・技術を 習得するための院内研修の実施状況	実施日：　　月　　日 （複数日ある場合は複数日）
研修の主な内容等 ・ ・ ・	

2 回目以降の受講の看護補助者に対して「ア　医療制度の概要及び病院の機能と組織の理解」を省略している場合、該当する□に「✓」を記入
□ 全看護補助者のうち、2 回目以降の受講の看護補助者のみ省略
□ 全看護補助者が 2 回目以降の受講のため、全ての研修で省略

5 看護補助者の活用に関する所定の研修を受講した看護師長等の配置状況

病棟名	氏名

6 看護補助者の活用に関する看護職員の研修

看護補助者の活用に関する院内研修の実施状況	実施日：　　月　　日 （複数日ある場合は複数日）
研修の主な内容等 ・ ・ ・	

7 3 年以上の勤務経験を有する看護補助者及び主として直接患者に対し療養生活上の世話を行う看護補助者の配置の状況

該当する加算	看護補助者の数 （うち、自院における 3 年以上の勤務経験を有する者の数）	看護補助者のうち、自院における 3 年以上の勤務経験を有する者の割合が 5 割以上	主として直接患者に対し療養生活上の世話を行う看護補助者が 100 対 1 以上
□ 看護補助体制充実加算 （ 1・2 ） （療養病棟入院基本料の注 13）	名 （　　名）	□	□
□ 看護補助体制充実加算 （ 1・2 ） （障害者施設等入院基本料の注 10）	名 （　　名）	□	□
□ 看護補助体制充実加算 1 （急性期看護補助体制加算の注 4）	名 （　　名）	□	□
□ 看護補助体制充実加算 1 （看護補助加算の注 4）	名 （　　名）	□	□
□ 看護補助体制充実加算 （ 1・2 ） （地域包括医療病棟入院料の注 5）	名 （　　名）	□	□
□ 看護補助体制充実加算 （ 1・2 ） （地域包括ケア病棟入院料の注 5）	名 （　　名）	□	□

8 自院において 3 年以上の勤務経験を有する看護補助者及び主として直接患者に対し療養生活上の世話を行う看護補助者の名簿

氏名	自院において 3 年以上の勤務経験を有する看護補助者	主として直接患者に対し療養生活上の世話を行う看護補助者	
		介護福祉士の資格を有する者	看護補助者として 3 年以上の勤務経験を有し、適切な研修を修了した看護補助者
	□	□	□
	□	□	□
	□	□	□
	□	□	□
	□	□	□
	□	□	□
	□	□	□
	□	□	□
	□	□	□
	□	□	□

9 看護補助者の業務に必要な能力の段階的な評価

段階的評価指標の作成	□

10 看護職員の負担の軽減及び処遇の改善に資する体制

様式 13 の 3 に記載すること。
※ 直近 8 月に届け出た内容と変更がないため届出を省略する場合、□に「✓」を記入（ただし、「夜間における看護業務の負担軽減に資する業務管理等」の該当項目数が要件にある場合は省略することができないものであること。）

	□ 届出を省略

［記載上の注意］

1 「2」の療養病棟における入院患者の状況は、夜間看護加算（療養病棟入院基本料の注 12）及び看護補助体制充実加算（療養病棟入院基本料の注 13）を届け出る場合のみ記入すること。

2 「3」の急性期医療を担う医療機関の体制は、急性期看護補助体制加算又は看護職員夜間配置加算を届け出る場合のみ記入すること。

（以下略）

第2章　看護職に関係する施設基準

夜間看護加算（療養）、看護補助者配置加算（地域包括）と併算定不可

図表 2-3-7　看護補助体制充実加算の見直し

看護補助体制充実加算		急性期看護補助体制加算の場合		療養病棟入院基本料の場合	地域包括ケア病棟入院料の場合
点数（1日につき）＊身体拘束実施の場合の逓減は令和7年6月1日から適用		1：20点　2：5点		1：80点　2：65点　3：55点	1：190点　2：175点　3：165点
		＊身体的拘束実施の場合 加算2を算定	—	＊身体的拘束実施の場合 加算3を算定（加算1・2）	
施設基準	看護補助者への院内研修実施＊研修のうちエ（日常生活にかかわる業務）：業務内容ごとのマニュアル作成し研修実施	○		○	
	当該病棟の看護師長等への所定の研修	○		○	
	当該病棟のすべての看護職員（上記の研修受講者は除く）が院内研修を年1回以上受講	○		○	
	夜勤を行う看護職員・看護補助者数16対1以上（夜勤：看護職員1を含む3以上）	—		○	—
	ADL区分3　5割以上	—		○	—
	看護補助者の配置：当院に3年以上の勤務経験を有する看護補助者が5割以上配置	○	—	○（加算1のみ）	
	看護補助者の育成・評価：看護補助者の業務に必要な能力を段階的に示し、看護補助者の育成や評価に活用している	○	—	○（加算1・2のみ）	
	主として直接患者に療養上の世話を行う看護補助者の配置：入院患者に対し100対1以上　-介護福祉士の有資格者か、看護補助者の経験3年以上かつ適切な研修（12時間以上）修了者	—		○（加算1・2のみ）	

障害者施設等入院基本料の場合：施設基準は療養病棟の場合と同様 点数は右記

A106 注10	14日以内	15日以上30日以内
看護補助体制充実加算1	176点	151点
看護補助体制充実加算2	161点	136点
看護補助体制充実加算3	151点	126点

＊身体的拘束実施日は、看護補助体制充実加算3算定（加算1・2）

Q 看護補助体制充実加算の「3年以上の看護補助者の経験者が5割以上」は、人員数か時間数かどちらで換算するのでしょうか？

A 配置の確認について疑義解釈で示されています（2024.4.26疑義解釈その3　問8）。
① 当該保険医療機関において勤務する看護補助者の常勤換算後の人数を用いて算出すること。この場合、常勤以外の看護補助者の場合は、実労働時間数を常勤換算し計上すること。
② 当該看護補助者の割合は、みなし看護補助者は含めずに算出すること。
＊届出様式18の3では、看護補助者数、うち3年以上の経験者数を別々に記載する欄になっています。なお、「3年以上」は連続ではなく通算でもよいとされています。個々の補助者の経験年数の管理が必要です。

Q 「主として直接患者に対し療養生活上の世話を行う看護補助者の数100対1」について、主当該看護補助者の数は、どのように計算・確認するのでしょうか？

A 疑義解釈で計算式が示されています（2024.4.26疑義解釈その3　問10）。
① 月平均1日あたりの、主として直接患者に対し療養生活上の世話を行う看護補助者配置数（※1）が、主として直接患者に対し療養生活上の世話を行う看護補助者配置数（※2）以上であること。

※1
月平均1日あたりの主として直接患者に対し療養生活上の世話を行う看護補助者配置数
$$=\frac{（主として直接患者に対し療養生活上の世話を行う看護補助者の月延べ勤務時間数）}{（日数×8時間）}$$

※2
主として直接患者に対し療養生活上の世話を行う看護補助者配置数
$$=\frac{（1日平均入院患者数）}{\underset{\uparrow}{100}}×3$$
（100対1）

② 当該看護補助者にみなし看護補助者は含まない。
＊看護補助者の月延べ勤務時間数は、様式9の勤務実績表の数を用います。

Q 「主として直接患者に対しての看護補助者100対1」にかかわる看護補助者「12時間の適切な研修」とは、主催など、どのような研修でしょうか？

A 日本看護協会における看護補助者の標準研修（オンデマンド）が該当すると思います。ただし本研修は、モジュール1の修了後の受講とのくくりがあります。

参考：
- 日本看護協会ウェブサイト. 看護補助者を対象とした標準研修［看護補助者向け］
  https://www.nurse.or.jp/nursing/training/info.html#module_t
- 2024年度日本看護協会研修一覧
  https://www.nurse.or.jp/nursing/training/pdf/search/plan_2024.pdf

　様式13の3（**図表2-3-8**）[1] は「看護職員の負担の軽減及び処遇の改善に資する体制」の具体的内容を記載する書類です。様式13の3は、届出時に加え、毎年8月にも地方厚生局に届出報告として同じ様式で提出します。

　様式13の3には大別して3つの業務管理項目を記載します。

①看護職員の負担の軽減及び処遇の改善に資する体制

②看護職員の負担の軽減及び処遇の改善に資する具体的な取組内容

③夜間における看護業務の負担軽減に資する業務管理等（診療報酬の項目により業務管理項目数は施設基準要件が異なります）

　図表2-3-9[2] は、夜間看護体制における加算の業務管理項目数および内容です。

　「夜間における看護業務の負担軽減に資する業務管理等に関する項目」に関する取り組みの具体例は、第3章5（P.82）を確認ください。

図表 2-3-8 様式 13 の 3[1)]

様式13の3

看護職員の負担の軽減及び処遇の改善に資する体制（新規・8月報告）

1 看護職員の負担の軽減及び処遇の改善を要件とする入院料等の届出状況
　（新規に届け出るものについては「新規届出」欄、既に届出を行っているものについては「既届出」欄の□に「✓」を記入のこと。）

新規届出	既届出	項目名	届出年月日	新規届出	既届出	項目名	届出年月日
□	□	夜間看護加算　／　看護補助体制充実加算　1・2・3（療養病棟入院基本料の注12・注13）（該当するものに○をつけること）	年　月　日	□	□	看護補助加算　／　看護補助体制充実加算　1・2・3（障害者施設等入院基本料の注9・注10）（該当するものに○をつけること）	年　月　日
□	□	夜間看護体制加算（障害者施設等入院基本料の注11）	年　月　日	□	□	急性期看護補助体制加算（　　対1）	年　月　日
□	□	夜間急性期看護補助体制加算（　　対1）	年　月　日	□	□	夜間看護体制加算（急性期看護補助体制加算）	年　月　日
□	□	看護職員夜間12対1配置加算　1・2（該当するものに○をつけること）	年　月　日	□	□	看護職員夜間16対1配置加算　1・2（該当するものに○をつけること）	年　月　日
□	□	看護補助加算　1・2・3（該当するものに○をつけること）	年　月　日	□	□	夜間75対1看護補助加算	年　月　日
□	□	夜間看護体制加算（看護補助加算）	年　月　日	□	□	看護補助体制加算（　　対1　）／看護補助体制充実加算　1・2・3（地域包括医療病棟入院料の注5・注8）（該当するものに○をつけること）	年　月　日
□	□	夜間看護補助体制加算（　　対1　）（地域包括医療病棟入院料注6）	年　月　日	□	□	夜間看護体制加算（地域包括医療病棟入院料の注7）	年　月　日
□	□	看護職員夜間12対1配置加算　1・2（地域包括医療病棟入院料の注9）（該当するものに○をつけること）	年　月　日	□	□	看護職員夜間16対1配置加算　1・2（地域包括医療病棟入院料の注9）（該当するものに○をつけること）	年　月　日
□	□	看護補助加算／看護補助体制充実加算（小児入院医療管理料注9・注10）	年　月　日	□	□	看護職員配置加算（地域包括ケア病棟入院料の注3）	年　月　日
□	□	看護補助者配置加算／看護補助体制充実加算　1・2・3（地域包括ケア病棟入院料の注4・5）（該当するものに○をつけること）	年　月　日	□	□	看護職員夜間配置加算（地域包括ケア病棟入院料の注8）	年　月　日
□	□	看護職員夜間配置加算（精神科救急急性期医療入院料の注4）	年　月　日	□	□	看護職員夜間配置加算（精神科救急・合併症入院料の注4）	年　月　日

2 新規届出時又は毎年4月時点の状況について記載する事項
　（□には、適合する場合「✓」を記入すること。）

　　　　年　　　月　　　日時点の看護職員の負担の軽減に対する体制の状況
(1) 看護職員の負担の軽減及び処遇の改善に資する体制

ア　看護職員の負担の軽減及び処遇の改善に関する責任者		氏名：　　　　　　　　　　職種：	
イ　看護職員の勤務状況の把握等	(ア) 勤務時間	平均週　　　　時間　　　（うち、時間外労働　　　　時間）	
	(イ) 2交代の夜勤に係る配慮	□ 勤務後の暦日の休日の確保 □ 仮眠2時間を含む休憩時間の確保 □ 16時間未満となる夜勤時間の設定 □ その他（具体的に：　　　　　　　　　　　）	
	(ウ) 3交代の夜勤に係る配慮	□ 夜勤後の暦日の休日の確保 □ その他（具体的に：　　　　　　　　　　　）	
ウ　多職種からなる役割分担推進のための委員会又は会議		開催頻度：　　　　　回／年 参加人数：平均　　　　人／回 参加職種（　　　　　　　　　　　）	
エ　看護職員の負担の軽減及び処遇の改善に資する計画		□ 計画策定 □ 職員に対する計画の周知	
オ　看護職員の負担の軽減及び処遇の改善に関する取組事項の公開		□ 医療機関内に掲示する等の方法で公開（具体的な公開方法：　　　　　　　　　）	

次ページに続く

第2章　看護職に関係する施設基準

前ページの続き

(2) 看護職員の負担の軽減及び処遇の改善に資する具体的な取組内容

ア	業務量の調整	□ 時間外労働が発生しないような業務量の調整
イ	看護職員と他職種との業務分担	□ 薬剤師　　　□ リハビリ職種（理学療法士、作業療法士、言語聴覚士） □ 臨床検査技師　　□ 臨床工学技士 □ その他（職種　　　　　　　　　　　）
ウ	看護補助者の配置	□ 主として事務的業務を行う看護補助者の配置 □ 看護補助者の夜間配置
エ	短時間正規雇用の看護職員の活用	□ 短時間正規雇用の看護職員の活用
オ	多様な勤務形態の導入	□ 多様な勤務形態の導入
カ	妊娠・子育て中、介護中の看護職員に対する配慮	□ 院内保育所　　　□ 夜間保育の実施 □ 夜勤の減免制度 □ 休日勤務の制限制度 □ 半日・時間単位休暇制度 □ 所定労働時間の短縮 □ 他部署等への配置転換
キ	夜勤負担の軽減	□ 夜勤従事者の増員 □ 月の夜勤回数の上限設定

(3) 夜間における看護業務の負担軽減に資する業務管理等
（□には、適合する場合「✓」を記入すること。）
　① 交代制勤務の種別　（□3交代、□変則3交代、□2交代、□変則2交代 ）
　② 夜間における看護業務の負担軽減に資する業務管理

	1)夜間看護体制加算（障害者施設等入院基本料の注11）	2)夜間看護体制加算（急性期看護補助体制加算/地域包括医療病棟入院料注7）	3)看護職員夜間配置加算（12対1配置1・16対1配置1（地域包括医療病棟入院料の注9を含む））	4)看護補助加算（夜間看護体制加算）	5)看護職員夜間配置加算（精神科救急急性期医療入院料の注4／精神科救急・合併症入院料の注4）	6) 1)から5)のいずれかの加算を算定する病棟以外
ア 11時間以上の勤務間隔の確保	□	□	□	□	□	□
イ 正循環の交代周期の確保（3交代又は変則3交代のみ）	□	□	□	□	□	□
ウ 夜勤の連続回数が2連続（2回）まで	□	□	□	□	□	□
エ 暦日の休日の確保	□	□	□	□	□	□
オ 早出・遅出等の柔軟な勤務体制の工夫	□	□	□	□	□	□
カ 夜間を含めた各部署の業務量の把握・調整するシステムの構築	□	□	□	□	□	□
(ア)過去1年間のシステムの運用	（□）	（□）	（□）	（□）	（□）	（□）
(イ)部署間における業務標準化	（□）	（□）	（□）	（□）	（□）	（□）
キ 看護補助業務のうち5割以上が療養生活上の世話	□					
ク 看護補助者の夜間配置			□			
ケ みなし看護補助者を除いた看護補助者比率5割以上	□	□	□	□	□	
コ 夜間院内保育所の設置	□	□	□	□	□	□
サ ICT、AI、IoT等の活用による業務負担軽減	□	□	□	□	□	□
該当項目数	（　　）	（　　）	（　　）	（　　）	（　　）	
(参考)満たす必要がある項目数	4項目以上	3項目以上	4項目以上	4項目以上	3項目以上	

〔記載上の注意〕
1　2(1)イ(ア)の勤務時間の算出に当たっては、常勤の看護職員及び週32時間以上勤務する非常勤の看護職員を対象とすること。
2　2(3)①の交代制勤務の種別は、当該保険医療機関において当てはまるものの全てに「✓」を記入すること。
3　2(3)②クは、夜間30対1急性期看護補助体制加算、夜間50対1急性期看護補助体制加算又は夜間100対1急性期看護補助体制加算を届け出ている場合、□に「✓」を記入すること。
4　夜間看護体制加算（障害者施設等入院基本料の注11）、看護職員夜間12対1配置加算1及び看護職員夜間16対1配置加算1（地域包括医療病棟入院料の注9を含む）又は看護職員夜間配置加算（精神科救急急性期医療入院料の注4又は精神科救急・合併症入院料の注4に限る。）を算定する医療機関は、2(3)②「夜間における看護業務の負担軽減に資する業務管理」の項目のうち□に「✓」等した内容について、以下の書類を添付すること。
　・アからエについては、届出前1か月の各病棟の勤務実績（1)、2)又は4)は看護要員、3)又は5)は看護職員）が分かる書類
　・オについては、深夜や早朝における業務量を把握した上で早出・遅出等の柔軟な勤務体制を設定していることが分かる書類、届出前1か月の早出・遅出等の勤務体制の活用実績が分かる書類
　・カについては、業務量を把握・調整する仕組み及び部署間の業務標準化に関する院内規定及び業務量を把握・調整した実績が分かる書類
　・ク及びケについては、様式9
　・コについては、院内保育所の開所時間が分かる書類、届出前1か月の利用実績が分かる資料
　・サについては、使用機器等が分かる書類、使用機器等が看護要員（1)、2)又は4)）又は看護職員（3)又は5)）の業務負担軽減に資するかどうか評価を行っていることが分かる書類
5　夜間看護体制加算（障害者施設等入院基本料の注11）、看護職員夜間12対1配置加算1及び看護職員夜間16対1配置加算1（地域包括医療病棟入院料の注9を含む）又は看護職員夜間配置加算（精神科救急急性期医療入院料の注4又は精神科救急・合併症入院料の注4に限る。）を算定する医療機関は、2(3)②「夜間における看護業務の負担軽減に資する業務管理」の項目に関して、加算を算定するに当たり必要な項目を満たしている間は、満たす項目の組合せが変更になった場合であっても、変更の届出は不要であるが、変更になった月及び満たす項目の組合せについては、任意の様式に記録しておくこと。
6　2(3)②の6)は、1)から5)のいずれの加算も届け出ていない病棟における、夜間における看護業務の負担軽減に資する業務管理の状況について、□に「✓」を記入すること。
7　各加算の変更の届出にあたり、直近8月に届け出た内容と変更がない場合は、本届出を略すことができる。
　ただし、2(3)②の夜間における看護業務の負担軽減に資する業務管理等1）～5）を届け出る場合を除く。
8　同一の医療機関で本届出に係る複数の加算を届け出る又は報告する場合、本届出は1通のみでよい。

図表 2-3-9 夜間看護体制における加算の業務管理項目数と内容 [2]

	看護職員夜間配置加算 12対1加算1 16対1加算1	夜間看護体制加算 急性期看護補助体制加算の注加算	夜間看護体制加算 看護補助加算の注加算	夜間看護体制加算 障害者施設等入院基本料の注加算	看護職員夜間配置加算 精神科救急急性期医療入院料、精神科救急・合併症入院料の注加算
満たす必要がある項目数（アまたはウを含むこと）	4項目以上	3項目以上	4項目以上	4項目以上	3項目以上
ア 11時間以上の勤務間隔の確保	○	○	○	○	○
イ 正循環の交代周期の確保（※1）	○	○	○	○	○
ウ 夜勤の連続回数が2連続（2回）まで	○	○	○	○	○
エ 夜勤後の暦日の休日確保	○	○	○	○	○
オ 夜勤帯のニーズに対応した柔軟な勤務体制の工夫	○	○	○	○	○
カ 夜間を含めた各部署の業務量を把握・調整するシステムの構築	○	○	○	○	○
キ 看護補助業務のうち5割以上が療養生活上の世話			○	○	
ク 看護補助者の夜間配置（※2）	○				
ケ みなし看護補助者を除いた看護補助者比率5割以上	○	○	○	○	
コ 夜間院内保育所の設置、夜勤従事者の利用実績（※3）	○	○	○	○	○
サ ICT、AI、IoT等の活用による業務負担軽減（※4）	○	○	○	○	○

※1　3交代制勤務または変則3交代勤務の病棟のみが対象
※2　夜間30・50・100対1急性期看護補助体制加算の届出が該当
※3　ただし、利用者がいない日の開所は求めない
※4　「サ」は満たすべき3項目または4項目に加えて、取り組むことが望ましいとされている

文献

1）基本診療料の施設基準等及びその届出に関する手続きの取扱いについて．令和6年3月5日保医発0305第5号
https://www.mhlw.go.jp/content/12404000/001252053.pdf（2024年7月閲覧）
2）厚生労働省保険局医療課．令和6年度診療報酬改定の概要．令和6年3月5日版．

第3章

勤務表と施設基準の
ルール

適切でよりよい看護を実践する看護体制・看護配置と勤務表の作成

> 1 勤務表は、労働基準法や施設基準を遵守し作成する
> 2 看護師が健康に働き続けられる勤務体制の構築・勤務管理が重要
> 3 施設基準を遵守した勤務表を作成するには、スタッフの理解が不可欠

1 勤務表は、労働基準法や施設基準を遵守し作成する

　高度急性期、急性期、回復期、慢性期と各医療機関の医療提供機能はさまざまで、各医療機関は医療機能に合わせた入院基本料を算定しています。入院基本料の算定にあたっては、施設基準を遵守する必要があり、特に看護職員配置数は重要なポイントになります。

　たとえば7対1の看護配置基準の病棟の場合、本来1人の看護職員が受け持つ患者数は7人となりますが、施設基準の要件に合わせて一律に受け持ち患者数を7人と決めることはできるでしょうか？

　医療機関のなかでも、病棟の機能はさまざまであるため、看護管理者は、病棟の機能や特徴に合わせた看護職員の配置数を考えます。同じ病床数の病棟でも看護職員の配置数が異なるのはそのためです。

　看護管理者が必要看護職員数を算出するためには、病棟の特徴、病床稼働率、入退院患者数、手術件数、緊急入院患者数、重症度、医療・看護必要度、時間外勤務のデータ等をもとに、1人の看護職員が受け持てる患者数を考え、そこから1日に必要な看護職員数を計算し、さらに休暇の取得や夜勤時間数を調整し、病棟の必要看護職員数を決めることができれば理想的です。

　勤務表作成は、個人の予定や希望をもとに作成する方法や、勤務をパターン化する方法など、さまざまな方法があります。

　看護職は、交代制勤務で夜勤が必須の職種ですが、夜勤時間数の調整や休日の確保

に加え、専門職としてのキャリアアップのための院内外研修や学会への参加のための調整なども必要です。さらに看護管理者は、病棟の安全確保の観点から、シフトを構成する看護職の能力を加味しています。それらさまざまな要素を考えながら、労働基準法や施設基準のルールに則って作成しなければなりません（3章2〜6を参照）。

　そのため、スタッフ自身も、勤務表作成や勤務管理の背景にある労働基準法や施設基準について理解することが必要です。

月平均夜勤時間が72時間を超える ／ 必要な夜勤人数が配置できない

- 月平均夜勤時間数は、暦月で3カ月を超えない期間の1割以内の一時的な変動は認められています。常態化しないよう、なぜ平均夜勤時間数が72時間を超えてしまったのか、その原因を明確にする必要があります。

- 月平均夜勤時間数が72時間を超える原因として、夜勤時間帯に従事する看護職員数の不足があります。月16時間以上の夜勤時間がある看護職員は夜勤従事者と認められるため、夜勤勤務を月1回は担う、夜勤時間帯を含む遅番や早番勤務を担うなど、できるかぎりの協力を得る必要があります。

- 夜勤時間帯の設定は、午後10時から翌日の5時までの時間を含む連続した16時間で、どの時間から始めるかは保険医療機関で自由に設定できます。勤務シフトの時間設定を工夫することで、夜勤時間帯における勤務時間（夜勤時間数）を変えることが可能です。勤務している看護職員の生活状況や地域の特徴を生かし、午前2時からの勤務を設定している医療機関もあります。

- 夜勤専従者の夜勤時間数は、病棟の総夜勤時間数から除きますので、夜勤専従者を置くことも対策の1つになります。日本看護協会で発出している「看護職の夜勤・交代制勤務に関するガイドライン」[1] では、夜勤専従者の勤務は1カ月から数カ月の期限付きとし交代すること、夜勤専従者は1カ月の総夜勤時間数の規定がないため、月144時間以内とするなど、健康面や負担軽減を考え所定労働時間を短縮することを推奨しています。

急な勤務変更への対応

　急な欠員が発生した場合、看護職に勤務交代を依頼する場合があります。日勤の看護師が不足し、夜勤専従者がやむをえない場合に日勤勤務をすることは夜勤専従者として認められますが、月に1日に限るとされていますので注意が必要です。

2 看護師が健康に働き続けられる 勤務体制の構築・勤務管理が重要

　少子高齢社会における生産年齢人口の減少にともない、看護職になる人材の確保、特に夜勤交代制勤務がある看護職の確保は大きな課題です。患者へ安心・安全な、そして質の高い看護を提供するためには、看護職が健康で働き続けられる環境をつくるとともに、働き続けられる勤務管理が重要です。

　日本看護協会では「看護職の健康と安全に配慮した労働安全衛生ガイドライン」[2]（以下、ガイドライン）を発出し、勤務編成の基準 11 項目を提言していますので、ガイドラインを熟読してください。

✍ 休みは十分に確保できていますか？

- 医療機関では、労働基準法第 35 条で規定されている法定休日（週休 1 日原則）に加え、国民の祝日、年末年始休暇、夏季休暇など年間の所定休日日数が決められています。
- 自分の医療機関の年間休日数を把握し、計画的に取得しなければなりません。長期休暇を取得することはリフレッシュになり、健康に長く勤務を継続するためには重要です。有給休暇の計画的取得として、年度初めに、スタッフ全員の長期休暇取得予定の希望を聞き、計画に組み込むことは有効です。
- 希望の休暇が取得できることは重要です。看護職員全員が希望の休暇が取得できる体制、職場風土を作りましょう。

✍ 夜間の休憩・仮眠時間は確保できていますか？

- 十分な休憩や仮眠をとらずに働くことは、体力や集中力を欠き思わぬ事故を引き起こす危険があります。医療現場では、夜間も複雑な治療が行われています。休憩や仮眠のとり方を決め、忙しくても休む体制、風土づくりをしましょう。
- 休憩や仮眠場所の整備や確保は、看護管理者の役割です。

第3章　勤務表と施設基準のルール

3　施設基準を遵守した勤務表を作成するには、スタッフの理解が不可欠

　勤務表の作成には、スタッフの理解が必要ですが、法的根拠や施設基準について説明しても、なかなか理解を得ることが難しいのが現状です。

勤務希望が重なる場合

　勤務希望を出すときのルールはありますか？

　ルールがないと、個人の判断で好きなように勤務希望を出すことが予測されます。1日に休める人数、1カ月に出せる希望の数などを決めておくのもよいでしょう。

スタッフが勤務表を作成する

　勤務表を作成するのは、看護管理者の役割と思っていませんか？

　どのようなことを配慮しながら勤務表が作成されているのか、さまざまなスタッフの希望や要件を加味しながら作成するためには、スタッフ自身はどのように協力しなければならないのかを知るためにも、スタッフが勤務表を作成することは有効です。

　同時に施設基準や労働基準法を学ぶ機会にもなりますので、スタッフによる勤務表作成を検討してみてください。

様式9を勤務表作成に活用する

　様式9の書類を実際に見たことはありますか？

　入院基本料ごとに一括して作成されるため、見る機会がない看護管理者の方もいると思います。様式9の勤務実績表で勤務表を作成すると、月平均1日あたりの看護職員配置数、看護職員数の中の看護師比率、月平均夜勤時間数、看護職ごとの月合計夜勤時間数などを把握することができます。ぜひ様式9を勤務表作成に活用してみてください。

文献

1) 日本看護協会. 看護職の夜勤・交代制勤務に関するガイドライン. 2013.
　https://www.nurse.or.jp/nursing/home/publication/pdf/guideline/yakin_guideline.pdf（2024年7月閲覧）
2) 日本看護協会. 看護職の健康と安全に配慮した労働安全衛生ガイドライン：ヘルシーワークプレイス（健康で安全な職場）を目指して. 2018.
　https://www.nurse.or.jp/assets/pdf/safety_hwp_guideline/rodoanzeneisei.pdf（2024年7月閲覧）

2 勤務表作成上の留意事項（1）
労働基準法・就業規則の遵守

> ① 法定労働時間は週 40 時間以内とする
> ② 週休は必ず取得する
> ③ 週 40 時間を超える労働・休日労働は 36 協定締結・届出のうえ、36 協定の範囲内とする
> ④ 休憩時間は完全にプライベートな時間とする
> ⑤ 年次有給休暇を保障する

　すべての看護職は、勤務表を作るうえで自分自身に関係する労働基準法や就業規則を知っておかなければなりません。

　そこで、基本的に知っておく必要がある法律等を説明します。

1 法定労働時間（労働基準法第 32 条）

　法令で決められた労働時間（以下、勤務時間）には上限があります。勤務時間は、休憩時間を除いて 1 日 8 時間、1 週間に 40 時間以内と定められています。

2 法定休日（労働基準法第 35 条）

　毎週少なくとも 1 回、または 4 週間を通じて 4 日以上の休日を与えなければなりません。

　法定休日は、原則として暦日（午前 0 時から午後 12 時）の 24 時間の休みです。たとえば、夜勤明けの日は、たとえ次の勤務まで 24 時間空いていたとしても、法定休日を与えたことにはならないので注意が必要です。また、年間休日との整合性にも注意が必要です。

3 時間外労働・休日労働

次の一定の要件を備える場合は、法令の範囲内で、時間外または休日に労働させることができます。

❶ 時間外労働・休日労働にかかる協定（36協定）（労働基準法第36条）

前述した法定労働時間を超えて、または法定休日に労働させる場合には、労働者代表との「時間外労働・休日労働に関する協定」（これを一般に「36協定」という）を締結し、所轄の労働基準監督署に届け出なければなりません。また、時間外労働・休日労働は、締結した36協定の範囲内でなければなりません。

❷ 変形労働時間制（労働基準法第32条2、32条の4ほか）

1年以内の一定の期間を平均し、1週間の労働時間が40時間以下の範囲内であれば、36協定を締結することなく、特定された日や週において1日および1週間の法定労働時間を超えて労働させることができる制度です。

医療の現場は24時間365日休むことなく運営しているため、「変形労働時間制」によるさまざまなシフトの勤務時間が定められていきます。変形労働時間制には、1カ月単位、1年単位、フレックスタイム制などがあります。

4 休憩時間（労働基準法第34条）

労働時間が6時間を超える場合は45分、8時間を超える場合は1時間の休憩時間を、労働時間の途中で与えなければなりません（**図表3-2-1**）。

図表3-2-1 休憩時間

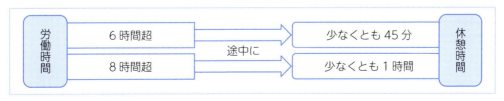

休憩時間は、完全にプライベートな時間として、自由に使える時間でなければなりません。その時間内に患者対応のために呼び出される可能性があったり、書かなければならない記録があったりする場合は、休憩時間とみなせません。スタッフが休憩時間を確保できる配置数が求められます。

5 年次有給休暇（労働基準法第 39 条）

年次有給休暇は「事業者の承認により与える」という性格のものではなく、労働者が年次有給休暇を取得したい日に、無条件で与えられるものです。

例外的に、年次有給休暇の取得を認めると事業の正常な運営を妨げることになる場合には、労働者に対して別の日に取得するように求めることができます（これを「時季変更権」という）。病院側は、事業の正常な運営が妨げられる場合にかぎり、取得期日の変更を求める権利があります。ただし「入院基本料算定要件の看護配置を維持するため」といった理由は「時季変更権」に該当せず、有給休暇取得の制限はできないので注意しましょう。

また、有給休暇に関する労働基準法が 2019 年 4 月に改正され、年 10 日以上の年次有給休暇が付与される労働者には年間最低 5 日の有給休暇を取得させることが義務づけられています。有給休暇の消化をはじめ、産休、育休、病欠、研修、会議等の時間を見込んだ人員配置が必要です。

一方で、有給休暇の計画的申請などを、スタッフへ働きかけ、取得しやすい環境へと工夫していきましょう。

6 就業規則（労働基準法第 89 条）

就業規則は、事業場ごとに作成される、雇用主と労働者の間の雇用に関するルールを定めたものです。就業規則は、労働基準法に則ったもので、36 協定の締結など労働者代表の意見を聞いて作成され、所轄労働基準監督署に届出が必要です。

文献

1）労働基準法. 昭和 22 年 4 月 7 日 法律第 49 号.

3 勤務表作成上の留意事項（2）
勤務表作成にかかわる前提知識

1. 看護師・准看護師は、免許の登録前は、看護職員としてカウントできない
2. 入院基本料等加算の業務に従事する看護補助者は、年1回の院内研修の受講が必要である
3. 看護要員の配置数は「1勤務帯8時間で1日3勤務帯」を標準として計算する
4. 同じ入院基本料の病棟全体で傾斜配置が可能である

　施設基準は、適切でよりよい看護を提供できる体制を評価する診療報酬の基準です。勤務表を作成するうえで、施設基準に定められたルールを理解し、遵守する必要があります。ここから看護職に関係する施設基準上のルールを説明します。

1 「看護職員」「看護要員」の示す意味

1 看護職員と看護要員

　第2章1の通り、「看護職員」とは看護師と准看護師を指し、「看護要員」とは「看護職員」にさらに看護補助者が含まれます。保健師および助産師は「看護師」に含みます。施設基準により、「看護師の」「看護職員の」「看護要員の」という規定があるので注意が必要です（図表3-3-1）。

2 看護師比率

　看護職員の必要配置数のうち看護師の割合が、看護師比率です。看護師比率は入院基本料によって異なります。算定している入院基本料の基準を確認しましょう。

3 看護師・准看護師、看護補助者の様式9への計上のルール

　看護師および准看護師は免許取得が必要で、免許の登録前は看護師・准看護師として取り扱うことができません。新卒入職者の場合は、免許取得日を確認し、免許登録前は看護職員ではなく看護補助者として取り扱うなど、様式9の計上には注意が必要です。また、入院基本料等の加算の業務に従事する看護補助者は、施設基準で定められた年1回の院内研修を受講していることが要件です。

図表 3-3-1　「看護職員」「看護要員」の示す意味と看護配置の留意事項

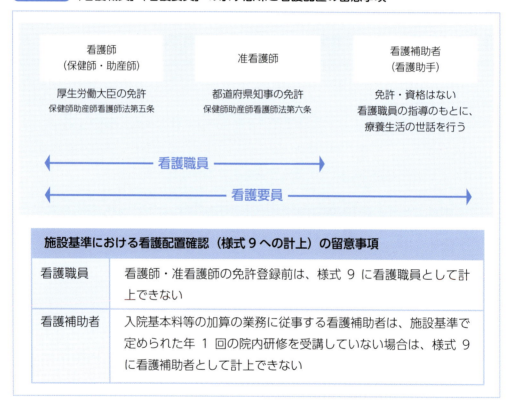

施設基準における看護配置確認（様式9への計上）の留意事項	
看護職員	看護師・准看護師の免許登録前は、様式9に看護職員として計上できない
看護補助者	入院基本料等の加算の業務に従事する看護補助者は、施設基準で定められた年1回の院内研修を受講していない場合は、様式9に看護補助者として計上できない

　新卒で入職した看護師・准看護師の免許取得年月日の確認は必須です。免許登録の確認についてルール化して、確認漏れがないようにしましょう。

第3章　勤務表と施設基準のルール

2　看護配置数算出の前提

1　1勤務帯8時間で1日3勤務帯を基本に計算する

　施設基準における配置数は、1勤務帯8時間・1日3勤務帯を標準として計算します（**図表3-3-2**）。このルールに基づいて、1人の看護要員が8時間ずつ勤務するとして、病棟における看護要員の必要配置人数を計算します。また、病棟におけるひと月の延べ勤務時間数から1日あたりの配置実績人数を計算します（第3章4を参照）。

　看護配置数は、病棟において実際に入院患者の看護にあたっている看護要員の数であり、以下❷〜❹のように病棟勤務時間に含まない時間は除いて計算します。

Q&A

Q なぜ1勤務帯を8時間とするのですか？

A 労働基準法第32条で、原則として「1週間40時間、1日8時間」と定められているためです。

Q 2交代の12時間や16時間勤務の場合は、どのようになるのですか？

A 施設基準の看護要員の数は、配置されている「人」の数ではなく、1日を看護要員1人が8時間勤務する3勤務帯に分け、1日あたりに必要な配置人数を計算するので、2交代勤務の病棟でも、3勤務帯での1日あたりに必要な配置数を計算します。そして、1日あたりに配置した人数（実績）は、3交代、2交代勤務にかかわらず、病棟における月の総勤務時間数をもとに計算します。
- 1日あたり必要な配置数＝1日平均入院患者数÷配置基準
（7対1の場合は「7」）×3勤務帯
- 1日あたりの配置人数の実績＝月延べ勤務時間数÷（8時間×月の日数）

65

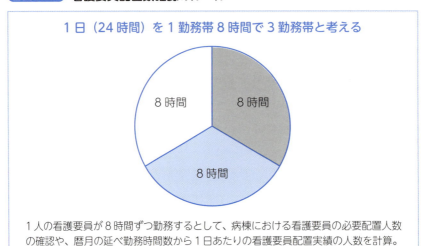

図表3-3-2 看護要員配置数確認のルール

2 病棟勤務時間に含む時間・含まない時間

　所定の休憩時間（夜勤中の仮眠時間、食事時間を含む）は病棟勤務時間に含みます。所定の休憩時間以外の、病棟で勤務しない時間は病棟勤務時間から除きます。

3 研修や会議の時間

　研修や会議の時間は、病棟勤務時間から原則除外します。ただし、入院基本料等の施設基準を満たすために必要な月1回程度定期的に開催される「院内感染防止対策委員会」「安全管理のための委員会」「安全管理体制確保のための職員研修」「褥瘡対策委員会」「身体的拘束最小化チームに係る業務」「身体的拘束最小化に関する職員研修」の時間は除外しなくてよいとされています。

4 その他

　遅刻、早退、残業時間に該当する時間は病棟勤務時間に含みません。

第3章　勤務表と施設基準のルール

3　同じ入院基本料の病棟全体で傾斜配置が可能

　看護配置の基準は、同一の入院基本料を届出している病棟全体で満たすことが要件です。病棟（看護単位）ごとに満たす必要はありません。

　同じ入院基本料を届出している病棟が複数ある場合は、病床稼働の状況や「重症度、医療・看護必要度」の割合などの患者の状態に応じて、病棟（看護単位）ごとに一定の範囲で異なる看護要員の配置（傾斜配置）が可能です（**図表3-3-3**）。また、1つの病棟のなかでも、24時間の範囲での各勤務帯の異なる看護要員の配置ができます。

　看護職の負担を軽減し、よりよい看護の実践に向けて、入院患者の状態などの実情に合わせた適切な看護配置数を確保できるよう管理することが必要です。

　一方、特定入院料の病棟については、同一の特定入院料の届出が複数ある場合、**図表3-3-4**[1]の治療室等のように、傾斜配置が認められていないものもあります。その場合は施設基準で定められている「常時配置」の基準をそれぞれの治療室で満たす必要があります。

67

図表 3-3-3 看護基準における傾斜配置の考え方
（複数の病棟で同一の入院基本料の届出の場合の例）

急性期一般入院料1の3病棟

A病棟
・1日平均入院患者数 50人
・看護職員数 24人
・看護職員の1カ月（30日）の総勤務時間 3,660時間

B病棟
・1日平均入院患者数 40人
・看護職員数 28人
・看護職員の1カ月（30日）の総勤務時間 4,170時間

C病棟
・1日平均入院患者数 40人
・看護職員数 38人
・看護職員の1カ月（30日）の総勤務時間 5,820時間

急性期一般入院料1の施設基準

看護配置 7対1 ◎

1病棟ごとに必要な看護職員配置数（必要勤務時間数）を満たしていなくても、同一の入院基本料を届出している病棟全体で満たしていればよい

急性期一般入院料1の届出をしているA・B・C病棟全体で
・1日平均入院患者数
　　50人（A病棟）＋40人（B病棟）＋40人（C病棟）＝　130人
・月平均1日あたり必要看護職員配置数
　　130人÷7（配置基準）×3（勤務帯）＝ 55.7　≒　56人
・ひと月あたり必要勤務時間数
　　56人×8時間×30日＝13,440時間
・月の延べ病棟勤務時間数の合計（実績）
　　3,660時間（A病棟）＋4,170時間（B病棟）＋5,820時間（C病棟）
　　＝13,650時間

月の延べ病棟勤務時間数の合計（実績）（13,650時間） ＞ ひと月あたり必要勤務時間数（13,440時間）

↓

配置基準を満たしている

第3章　勤務表と施設基準のルール

図表 3-3-4 看護師の常時配置が必要な特定入院料等（傾斜配置不可）

①救命救急入院料にかかる治療室	看護師 常時4対1
②特定集中治療室管理料にかかる治療室	看護師 常時2対1
③ハイケアユニット入院医療管理料にかかる治療室	管理料1 看護師 常時4対1 管理料2 看護師 常時5対1
④脳卒中ケアユニット入院医療管理料にかかる治療室	看護師 常時3対1
⑤小児特定集中治療室管理料にかかる治療室	看護師 常時2対1
⑥新生児特定集中治療室管理料にかかる治療室	看護師 常時3対1
新生児特定集中治療室重症児対応体制強化管理料にかかる病床	助産師または看護師 常時2対1
⑦総合周産期特定集中治療室管理料にかかる治療室	助産師または看護師 常時3対1
⑧新生児治療回復室入院医療管理料にかかる治療室	助産師または看護師 常時6対1
⑨一類感染症患者入院医療管理料にかかる治療室	看護師 常時2対1
⑩短期滞在手術等基本料1にかかる回復室	看護師 常時4対1
⑪外来腫瘍化学療法診療料または外来化学療法加算にかかる専用施設	専任の看護師 常時当該治療室に勤務

「基本診療料の施設基準等の一部を改正する件」告示[1]
別表第三　看護配置基準の計算対象としない治療室、病室または専用施設 より

特定入院料における常時配置に留意！

　適時調査で指摘され、返還となった事例があります。

> 救命救急入院料（常時4対1看護配置）を算定している治療室の看護師が、救急患者の受入れのために治療室から離れた時間帯が「常時4対1の基準を満たしていない」と指摘され、1年分の救命救急入院料の返還となった。

● 特定入院料の常時配置は、「当日の実入院患者数」に対して常時看護師の配置数を満たすことが必要です。

● 当日の入院患者数を鑑み、患者の受入れなど、看護師が治療室を離れる事態を想定した看護体制・配置が求められます。

文献

1）基本診療料の施設基準等の一部を改正する告示. 厚生労働省告示第58号. 令和6年3月5日.
　 https://www.mhlw.go.jp/content/12404000/001239962.pdf（2024年7月閲覧）

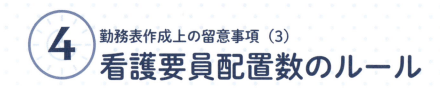
勤務表作成上の留意事項（3）
看護要員配置数のルール

> 1. 月平均1日あたり必要看護要員配置数を、月平均1日あたり看護要員配置数実績値が上回るように計画する
> 2. 必要な看護配置数は、1日平均入院患者数から決まる
> 3. 1日平均入院患者数は直近1年間の延べ数を用いる
> 4. 平均在院日数は、直近3カ月の延べ数を用いる

1 看護要員配置の算出方法

　月平均1日あたり看護要員配置数の実績値が、月平均1日あたり必要看護要員配置数以上であれば、要件を満たすことになります（**図表3-4-1**）[1]。

1 月平均1日あたり必要看護要員配置数の計算方法

　月平均1日あたりの必要看護要員数は、1日平均入院患者数と配置区分から計算できます（配置区分とは、患者対看護要員の基準。7対1の場合「7」、10対1の場合「10」）。

✎ 1勤務帯8時間、1日3交替勤務として計算する

　実際は2交替制をとっていても、必要配置数の計算では3交替勤務として算出します。

$$\text{月平均1日あたり必要看護要員配置数（小数点以下切り上げ）} = \text{1日平均入院患者数} \div \text{配置区分} \times \text{3勤務帯}$$

$$\text{1カ月あたり必要勤務時間数} = \text{月平均1日あたり必要看護要員配置数} \times \text{当該月の日数} \times \text{8時間}$$

第**3**章 勤務表と施設基準のルール

図表 3-4-1 看護要員（看護職員および看護補助者をいう）の配置状況（例）[1]

急性期一般入院基本料の場合の例
【1病棟（1看護単位）入院患者数40人で急性期一般入院料2の届出を行う場合】

- 1勤務帯8時間、1日3勤務帯を標準として、月平均1日あたり必要となる看護職員の数が12人以上であること。
- 当該届出区分において、月平均1日あたり勤務することが必要となる看護職員（看護師および准看護師をいう）の数に対する実際に勤務した月平均1日あたりの看護師の比率が70％以上であること。
- 当該病棟が交代制の勤務形態であること。
- 夜間勤務の看護職員配置については、看護師1人を含む2人以上であること。
- 当該病棟の平均在院日数が21日以内であること。

看護職員配置の算出方法
①各勤務帯に従事している看護職員の1人あたりの受け持ち患者数が10人以内であること。（40人×1／10）×3＝当該病棟に1日あたり12人（小数点以下切り上げ）以上の看護職員が勤務していること。
②月平均1日あたり勤務することが必要となる看護職員の数に対する実際に勤務した月平均1日あたりの看護師の比率が70％を満たすこと。
（例）当該病棟の月平均1日あたり勤務することが必要となる看護職員の数が12人の場合、実際に勤務する月平均1日あたりの看護師は8.4人以上であること。
12人 × 70％ ＝ 8.4人

「基本診療料の施設基準等及びその届出に関する手続きの取扱いについて」別添6別紙5

例 急性期一般入院料1（7対1）の病棟で1日平均入院患者数150人、
月の日数は31日の場合

月平均1日あたり必要看護職員配置数

150人（1日平均入院患者数）÷7（配置区分）×3（勤務帯）

＝64.28 → 65人（小数点以下切り上げ）

ひと月あたり必要勤務時間数

65人×31日×8時間＝16,120時間

上記の例に挙げた病棟の場合、その月の看護職員の勤務時間（実績）の計が、16,120時間以上であれば、看護配置基準を満たすことになります。

② 月平均1日あたり看護配置数の計算方法（実績の確認）

勤務実績表に記載された病棟勤務時間数を確認し、月の延べ病棟勤務時間数から、月平均1日あたり看護要員配置数の実績を算出できます。

月平均1日あたり看護要員配置数 (小数点以下切り下げ)	=	月の延べ病棟勤務時間数の合計	÷	当該月の日数	÷	8時間

> 例
>
> 看護職員の1カ月（31日）の延べ病棟勤務時間数が16,750時間だった場合、月平均1日あたり看護職員配置数の実績は
>
> 16,750時間÷31日÷8時間＝67.5　⇒　67人（小数点以下切り下げ）

月平均1日あたり看護要員配置数実績値が、月平均1日あたり必要看護要員数以上であれば、要件を満たせたことになります。

2　1日平均入院患者数と平均在院日数

① 1日平均入院患者数

入院基本料の看護配置は、1日平均入院患者数に対する基準として設定されています。必ず、自施設の毎月の1日平均入院患者数を確認しましょう。

1日平均入院患者数は、直近1年間の延べ入院患者数を直近の1年間の延べ日数で割って計算します。

この延べ入院患者数は、毎日24時現在で当該病棟に入院している保険診療の患者が対象です。その日に退院した患者は含みません。ただし、入院した当日のうちに退院した患者と、入院した当日のうちに死亡した患者は含みます。また、保険外診療の患者であっても、看護要員を保険診療の患者を担当する者と保険外診療の患者を担当する者とに明確に区分できない場合（正常な妊産婦、生母の入院に伴って入院した健康な新生児または乳児、人間ドックでの入院等の保険外診療の患者）は、入院患者数に含みます。なお、救急患者として来院し、入院料を算定した場合で、処置室や手術

室などにおいて死亡した患者は含みません。

📝 計算式：直近１年間の延べ入院患者数÷直近１年間の延べ日数

　たとえば、６月の月平均１日あたりの看護要員配置数を計算する場合は、昨年７月〜今年６月の延べ入院患者数から算出した１日平均入院患者数を用います。

📝 入院患者数の対象者

- 当該日の24時現在、当該病棟に入院中の患者（当該病棟に入院してその日のうちに退院または死亡した者を含む）
- 保険診療にかかる入院患者
- 保険外診療の患者であって、看護要員を、保険診療を担当する者と保険外診療を担当する者とに明確に区分できない場合（正常な妊産婦、生母の入院に伴って入院した健康な新生児または乳児、人間ドックでの入院等の保険外診療の患者）

📝 入院患者数の除外対象者

- 救急患者として来院し、処置室・手術室等において死亡した患者
- 保険外診療の患者（対象者に含むとされる者を除く）

- 届出前１年〜６カ月の間に開設または増床があった場合は、直近６カ月の数値を用い、１年経過後は直近１年間のデータを使用します。
- 医療法における平均入院患者数の対象となる患者とは異なるので注意しましょう。医療法における平均入院患者数は、当該月の全入院患者（保険診療の対象にならない新生児を除く）の入院日数の総和を当該月の日数で割って算出します。

② 平均在院日数

　入院基本料ごとに「平均在院日数」の基準が定められています。平均在院日数も様式９に記載します。

$$平均在院日数 = \frac{当該病棟における直近3カ月間の在院患者延べ日数}{\left(\begin{array}{c}当該病棟における直近3カ月間の新入棟患者数 \\ + \\ 当該病棟における直近3カ月間の新退棟患者数\end{array}\right) \div 2}$$

✐ 直近3カ月の数字を用いて当月の数字を計算

たとえば、6月の平均在院日数は、4月・5月・6月の数字を用いて計算します。

✐ 対象患者

● 保険診療にかかる入院患者

● 当該日の24時現在、当該病棟に入院中の患者の数（当該病棟に入院してその日のうちに退院または死亡した者を含む）

✐ 除外患者

● 正常の妊産婦、新生児、労災や自賠責等の保険診療以外の患者

● 精神科身体合併症管理加算を算定する患者や、別に規定されている特定入院料（救急入院料3・4等）を算定する患者

● 短期滞在手術等基本料1・3を算定できる手術または検査を受けた患者、短期滞在手術等基本料3の要件を満たす患者

対象患者や除外患者が「平均入院患者数」と異なるので、注意してください。

平均在院日数は、病棟の稼働状況が影響します！

基準を満たせるかどうかは、ベッドコントロールを担う看護部門の協力が重要です。ベッドの稼働状況、PFM（患者入退院管理）をもとに、患者の治療や回復過程、看護必要度やADL等を鑑み、適切な時期の退院および転院等を選択し、退院支援が行える組織体制が必要です。直近3カ月の計算となるため、平均在院日数の算出方法を理解し、毎月の推移を確認しましょう。

文献

1）基本診療料の施設基準等及びその届出に関する手続きの取扱いについて．保医発0305第5号．令和6年3月5日．
https://www.mhlw.go.jp/content/12404000/001252053.pdf（2024年7月閲覧）

5 夜勤要員数の管理

勤務表作成上の留意事項（4）

1. 夜間の看護配置は、傾斜配置はできず、それぞれの病棟で配置基準を満たすこと
2. 施設基準上の「夜勤」は医療機関で任意に設定した「午後10時から翌日の午前5時を含む連続する16時間の夜勤時間帯」での勤務を指す
3. 看護職員の月平均夜勤時間数は、同一の入院基本料を算定する病棟全体で72時間以下である
4. 「看護職員の負担軽減及び処遇の改善に資する体制」として「夜間における看護業務の負担軽減（11時間以上の勤務間隔確保、夜勤の連続回数2回以下、など）に取り組む必要がある

1 夜勤における看護要員

夜間の看護配置基準で注意が必要な点は、診療報酬の項目によって配置する人員数が異なることです。また、配置する看護要員についても「看護師」「看護職員」「看護要員」と、施設基準で求められる職員が異なります。また、同じ入院基本料の病棟が複数の場合にも傾斜配置はできず、それぞれの病棟で最低必要数の配置が必要となります。

自施設が届出している入院基本料や入院基本料等加算の夜間における看護配置基準を確認しましょう（**図表 3-5-1**）。

図表 3-5-1 診療報酬の項目によって異なる夜間の看護配置基準の例

「急性期一般入院基本料」の夜間配置の規定	急性期一般入院基本料を算定する病棟における夜勤については、2以上の数の**看護職員**が行うこと
療養病棟入院基本料の「夜間看護加算」の夜間配置の規定	各病棟における夜勤を行う**看護要員**の数は、前段の規定にかかわらず、看護職員1を含む看護要員3以上

2 施設基準における夜勤とは

1 用語の定義

施設基準における「夜勤」とは、各医療機関が定める午後 10 時〜翌日の午前 5 時の時間を含めた連続する 16 時間（「夜勤時間帯」）の間に勤務することをいいます。

夜勤時間帯に勤務した時間数を「夜勤時間数」といい、夜勤時間帯以外の 8 時間を「日勤帯（日勤勤務時間）」といいます。

2 夜勤時間帯の設定

夜勤時間帯は、前述の「午後 10 時〜翌日の午前 5 時の時間を含めた連続する 16 時間」の条件のなかで、各医療機関で適切な時間帯を設定できます。このとき、「日勤帯」が「夜勤時間帯」と重なる時間が、日勤帯の 2 分の 1 以下であること、とされています。

3 夜勤時間帯は病棟種別ごとに設定できる

「夜勤時間帯」は、病棟種別ごとに異なる設定が可能です。たとえば、一般病棟と精神病棟で異なる夜勤時間帯を設定できます[1]。

> **勤務表での「夜勤勤務時間」と施設基準の「夜勤時間」は違う**
>
> 施設基準での「夜勤時間」「日勤時間」は、勤務表の勤務シフトの勤務時間（夜勤勤務時間、日勤勤務時間等）とは違います。勤務表上では日勤勤務者でも、「夜勤時間帯」の勤務は「夜勤時間数」にカウントします。

3 月平均夜勤時間数 72 時間以内

同一の入院基本料を算定する病棟全体で、夜勤を行う看護職員の月平均夜勤時間数は 72 時間以内であることが求められています（療養病棟入院基本料・特別入院基本料を算定する病棟を除く）。

第3章 勤務表と施設基準のルール

月平均夜勤時間数の算出単位は、暦月1カ月または連続する4週間のいずれかを選択できます（第4章を参照）。

夜勤時間帯の設定と勤務シフトの関係は**図表 3-5-2**の通りです。

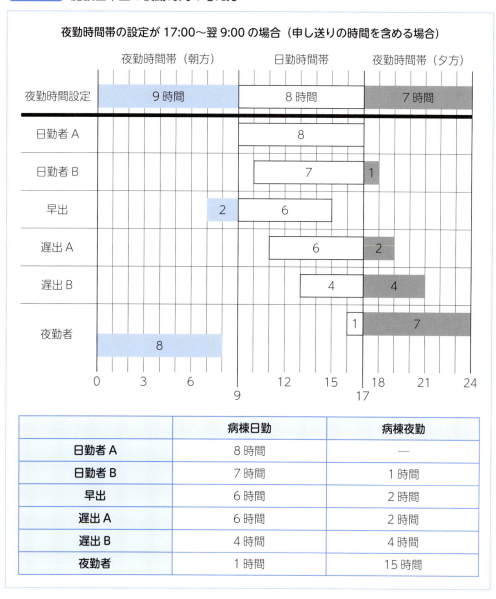

図表 3-5-2　施設基準上の夜勤時間の考え方

4 夜勤時間帯の設定による夜勤時間数への影響

看護職員の総勤務時間数は同じでも、病院が定める夜勤時間帯の設定時間によって総夜勤時間数および夜勤従事者数は変動します。これにより看護職員1人あたりの月平均夜勤時間数に違いが出ます（**図表3-5-3**）。

施設基準で求められている72時間の要件を満たすために、自施設にとって最適な夜勤設定時間を把握することはとても重要です。

図表 3-5-3 夜勤時間の設定による総夜勤時間数の違い

日勤者 8:30〜17:30、夜勤者 17:00〜9:00、ひと月30日（申し送り時間を含む）の場合

夜勤時間帯を15:30〜7:30と設定した場合（①）と、16:30〜8:30と設定した場合（②）では、1カ月の総夜勤時間数では1,200時間、4週間では1,120時間の差が生じます。

夜勤時間帯の設定時間	日勤者（8:30〜17:30）の1勤務あたり夜勤時間数	夜勤者（17:00〜9:00）の1勤務あたり夜勤時間数	1クールの日勤者延べ50人、夜勤者延べ10人の場合	1カ月（30日）の総夜勤時間数	4週間（28日）の総夜勤時間数
① 15:30〜7:30	2時間 (15:30〜17:30)	14.5時間 (17:00〜翌7:30)	245時間[※1]	7,350時間 (245×30日)	6,860時間 (245×28日)
② 16:30〜8:30	1時間 (16:30〜17:30)	15.5時間 (17:00〜翌8:30)	205時間[※2]	6,150時間 (205×30日)	5,740時間 (205×28日)
①と②の差				1,200時間	1,120時間

※1　2時間×50人＋14.5時間×10人＝245時間
※2　1時間×50人＋15.5時間×10人＝205時間

第3章　勤務表と施設基準のルール

5 夜間における看護業務の負担軽減に資する業務管理等に関する項目

　療養病棟入院基本料の夜間看護加算や急性期看護補助体制加算などには、「看護職員の負担の軽減及び処遇の改善に資する体制」の具体的取組内容として夜勤負担の軽減（夜勤従事者の増員、夜勤回数の上限設定）が求められています。また、夜間看護体制加算や看護職員夜間配置加算では、夜間における看護業務の負担軽減として、「11時間以上の勤務間隔の確保」および「夜勤の連続回数は2回まで」を含む3〜4項目要件を満たす必要があります（**図表 3-5-4**, P.80）。

　これらの要件は、対象加算項目を満たすためだけにとどまらず、夜勤に従事するすべての看護要員に対する「夜勤の負担軽減対策」として取り組むべき事項です。

　なお、「看護職員の負担の軽減及び処遇の改善に資する体制」にかかる項目の現状については看護部内で把握することが必要ですが、計画の策定・評価は多職種からなる役割分担推進のための委員会または会議において実施することとされています。

　計画は、委員会または会議における当該計画の達成状況の評価を反映して毎年見直しが求められ、適時調査の重点的に調査を行う項目として委員会（会議）の議事録などが確認されます（**図表 3-5-5**）。

　図表 3-5-6 は、「夜間における看護業務の負担軽減に資する業務管理等に関する項目」に関する取り組みの具体例です。

図表 3-5-5　「看護職員の負担の軽減及び処遇の改善に資する体制」にかかわる
　　　　　　 適時調査の主な指摘事項

- 多職種からなる役割分担推進のための委員会または会議を設置しておらず、「看護職員の負担の軽減及び処遇の改善に資する計画」を作成していない。
- 看護職員の負担の軽減及び処遇の改善に資する体制について、多職種からなる役割分担推進のための委員会または会議に、保険医療機関の管理者は年1回以上出席すること。
- 看護職員の負担の軽減及び処遇の改善に資する計画について、現状の勤務状況等を把握し、問題点を抽出したうえで、具体的な取組内容と目標達成年次等を含めた計画を策定し、適切に実施すること。
- 看護職員の負担の軽減及び処遇の改善に関する取組事項について、保険医療機関内に掲示する等の方法で公開していない。
- 看護職員の負担の軽減及び処遇の改善に関して、看護職員と看護補助者との業務内容および業務範囲については、年1回以上の見直しを適切に行うこと。

図表 3-5-4 看護職員の負担の軽減及び処遇の改善に資する体制（新規・8月報告）
（一部抜粋）

様式13の3

看護職員の負担の軽減及び処遇の改善に資する体制（新規・8月報告）

1 看護職員の負担の軽減及び処遇の改善を要件とする入院料等の届出状況
（新規に届け出るものについては「新規届出」欄、既に届出を行っているものについては「既届出」欄の口に「✓」を記入のこと。）

新規届出	既届出	項目名	届出年月日	新規届出	既届出	項目名	届出年月日
□	□	夜間看護加算 ／ 看護補助体制充実加算 1・2・3 （療養病棟入院基本料の注12・注13） （該当するものに〇をつけること）	年 月 日	□	□	看護補助加算 ／ 看護補助体制充実加算 1・2・3 （障害者施設等入院基本料の注9・注10） （該当するものに〇をつけること）	年 月 日
□	□	夜間看護体制加算 （障害者施設等入院基本料の注11）	年 月 日	□	□	急性期看護補助体制加算 （ 対1）	年 月 日
□	□	夜間急性期看護補助体制加算 （ 対1）	年 月 日	□	□	夜間看護体制加算 （急性期看護補助体制加算）	年 月 日
□	□	看護職員夜間12対1配置加算 1・2 （該当するものに〇をつけること）	年 月 日	□	□	看護職員夜間16対1配置加算 1・2 （該当するものに〇をつけること）	年 月 日
□	□	看護補助加算 1・2・3 （該当するものに〇をつけること）	年 月 日	□	□	夜間75対1看護補助加算	年 月 日
□	□	夜間看護体制加算 （看護補助加算）	年 月 日	□	□	看護補助体制加算（ 対1） ／看護補助体制充実加算 1・2・3 （地域包括医療病棟入院料の注5・注8） （該当するものに〇をつけること）	年 月 日
□	□	夜間看護補助体制加算 （ 対1） （地域包括医療病棟入院料注6）	年 月 日	□	□	夜間看護体制加算 （地域包括医療病棟入院料の注7）	年 月 日
□	□	看護職員夜間12対1配置加算 1・2 （地域包括医療病棟入院料の注9） （該当するものに〇をつけること）	年 月 日	□	□	看護職員夜間16対1配置加算 1・2 （地域包括医療病棟入院料の注9） （該当するものに〇をつけること）	年 月 日
□	□	看護補助加算／看護補助体制充実加算 （小児入院医療管理料注9・注10）	年 月 日	□	□	看護職員配置加算 （地域包括ケア病棟入院料の注3）	年 月 日
□	□	看護補助者配置加算 ／看護補助体制充実加算 1・2・3 （地域包括ケア病棟入院料の注4・5） （該当するものに〇をつけること）	年 月 日	□	□	看護職員夜間配置加算 （地域包括ケア病棟入院料の注8）	年 月 日
□	□	看護職員夜間配置加算 （精神科救急急性期医療入院料の注4）	年 月 日	□	□	看護職員夜間配置加算 （精神科救急・合併症入院料の注4）	年 月 日

2 新規届出時又は毎年4月時点の状況について記載する事項
（口には、適合する場合「✓」を記入すること。）

　　　年　　月　　日時点の看護職員の負担の軽減に対する体制の状況
(1) 看護職員の負担の軽減及び処遇の改善に資する体制

ア	看護職員の負担の軽減及び処遇の改善に関する責任者		氏名：　　　　　　　職種：
イ	看護職員の勤務状況の把握等		
	（ア）勤務時間		平均週＿＿＿＿時間　（うち、時間外労働＿＿＿＿時間）
	（イ）2交代の夜勤に係る配慮		□ 勤務後の暦日の休日の確保 □ 仮眠2時間を含む休憩時間の確保 □ 16時間未満となる夜勤時間の設定 □ その他 （具体的に：　　　　　　　　　　　　　　　　　　　　）
	（ウ）3交代の夜勤に係る配慮		□ 夜勤後の暦日の休日の確保 □ その他 （具体的に：　　　　　　　　　　　　　　　　　　　　）
ウ	多職種からなる役割分担推進のための委員会又は会議		開催頻度：＿＿＿＿＿回／年 参加人数：平均＿＿＿＿＿人／回 参加職種（　　　　　　　　　　　　　　　　　　　　）
エ	看護職員の負担の軽減及び処遇の改善に資する計画		□ 計画策定 □ 職員に対する計画の周知
オ	看護職員の負担の軽減及び処遇の改善に関する取組事項の公開		□ 医療機関内に掲示する等の方法で公開 （具体的な公開方法：　　　　　　　　　　　　　　　）

（次ページに続く）

第3章　勤務表と施設基準のルール

（前ページの続き）

(2) 看護職員の負担の軽減及び処遇の改善に資する具体的な取組内容

ア	業務量の調整	□ 時間外労働が発生しないような業務量の調整
イ	看護職員と他職種との業務分担	□ 薬剤師　　□ リハビリ職種(理学療法士、作業療法士、言語聴覚士) □ 臨床検査技師　　□ 臨床工学技士 □ その他(職種　　　　　　　　　　)
ウ	看護補助者の配置	□ 主として事務的業務を行う看護補助者の配置 □ 看護補助者の夜間配置
エ	短時間正規雇用の看護職員の活用	□ 短時間正規雇用の看護職員の活用
オ	多様な勤務形態の導入	□ 多様な勤務形態の導入
カ	妊娠・子育て中、介護中の看護職員に対する配慮	□ 院内保育所　　□ 夜間保育の実施 □ 夜勤の減免制度 □ 休日勤務の制限制度 □ 半日・時間単位休暇制度 □ 所定労働時間の短縮 □ 他部署等への配置転換
キ	夜勤負担の軽減	□ 夜勤従事者の増員 □ 月の夜勤回数の上限設定

(3) 夜間における看護業務の負担軽減に資する業務管理等
　（□には、適合する場合「✓」を記入すること。）
　① 交代制勤務の種別 （□3交代、□変則3交代、□2交代、□変則2交代 ）
　② 夜間における看護業務の負担軽減に資する業務管理

	1)夜間看護体制加算(障害者施設等入院基本料の注11)	2)夜間看護体制加算(急性期看護補助体制加算/地域包括医療病棟入院料注7)	3)看護職員夜間配置加算(12対1配置1、16対1配置1(地域包括医療病棟入院料の注9を含む))	4)看護補助加算(夜間看護体制加算)	5)看護職員夜間配置加算(精神科救急急性期医療入院料の注4/精神科救急・合併症入院料の注4)	6)1)から5)のいずれかの加算を算定する病棟以外
ア 11時間以上の勤務間隔の確保	□	□	□	□	□	□
イ 正循環の交代周期の確保(3交代又は変則3交代のみ)	□	□	□	□	□	□
ウ 夜勤の連続回数が2連続(2回)まで	□	□	□	□	□	□
エ 暦日の休日の確保	□	□	□	□	□	□
オ 早出・遅出等の柔軟な勤務体制の工夫	□	□	□	□	□	□
カ 夜間を含めた各部署の業務量の把握・調整するシステムの構築	□	□	□	□	□	□
(ア)過去1年間のシステムの運用	(□)	(□)	(□)	(□)	(□)	(□)
(イ)部署間における業務標準化	(□)	(□)	(□)	(□)	(□)	(□)
キ 看護補助業務のうち5割以上が療養生活上の世話	□			□		
ク 看護補助者の夜間配置			□			□
ケ みなし看護補助者を除いた看護補助者比率5割以上	□	□	□	□	□	□
コ 夜間院内保育所の設置	□	□	□	□	□	□
サ ICT、AI、IoT等の活用による業務負担軽減	□	□	□	□	□	□
該当項目数	(　　)	(　　)	(　　)	(　　)	(　　)	
(参考)満たす必要がある項目数	4項目以上	3項目以上	4項目以上	4項目以上	3項目以上	

「基本診療料の施設基準等及びその届出に関する手続きの取扱いについて」[2] (参考) 様式13の3

図表 3-5-6 夜間における看護業務の負担軽減に資する業務管理等に関する項目の具体例

ア 当該病棟において、夜勤を含む交代制勤務に従事する看護要員の勤務終了時刻と直後の勤務の開始時刻の間が 11 時間以上であること

【例】夜勤：17 時～9 時、日勤：9 時～17 時の勤務体制の場合

・1 月 10 日　夜勤入り　17 時出勤

・1 月 11 日　夜勤明け　9 時退勤

この場合、次の出勤開始は、少なくとも 1 月 11 日 9 時から 11 時間以上空いている必要があります。単純に時間で考えると、1 月 11 日の 20 時から可能ですが、一般的には、1 月 12 日の日勤もしくは夜勤が次の勤務になることが多いかと思います。

イ 3 交代制勤務または変則 3 交代制勤務の病棟において、夜勤を含む交代制勤務に従事する看護要員の勤務開始時刻が、直近の勤務の開始時刻の概ね 24 時間後以降となる勤務編成であること

【例】日勤：8 時 30 分～17 時、準夜：16 時 30 分～1 時、深夜：0 時 30 分～9 時の勤務体制の場合

・1 月 10 日　準夜入り　16 時 30 分出勤

・1 月 11 日　準夜明け　1 時退勤

この場合、次の出勤時間は、1 月 10 日 16 時 30 分から 24 時間以上空いている必要があります。最短でも、1 月 11 日 16 時 30 分以降の出勤になります。

ウ 当該病棟において、夜勤を含む交代制勤務に従事する看護要員の連続して行う夜勤の数が 2 回以下であること

始業時間から終業時間までの一連の夜勤を「1 回」とカウントするので、2 交代制の場合は、以下の例のように、夜勤明け（11 日）と夜勤入り（12 日）の間に暦日の休日を挟んでいない場合が「連続して行う夜勤が 2 回」となります。

【例】

・1 回目夜勤：1 月 10 日　17 時～1 月 11 日　9 時

・2 回目夜勤：1 月 12 日　17 時～1 月 13 日　9 時

連続 3 回夜勤にしないために、1 月 14 日は休日とします。

エ 当該病棟において、夜勤を含む交代制勤務に従事する看護要員の夜勤後の暦日の休日が確保されていること

夜勤後の暦日の休日確保とは、2 交代制の場合、以下のような勤務パターンになります。上記ウの場合と異なり、夜勤明けの日の翌日に必ず 1 日以上の休日確保が必要です。

【例】

日勤：8 時 30 分～16 時 30 分、夜勤：16 時 30 分～8 時 30 分、夜勤時間の設定：16 時 30 分～8 時 30 分の場合

・1 回目夜勤：1 月 10 日　16 時 30 分～1 月 11 日　8 時 30 分

・暦日の休日：1 月 12 日　休日

次ページに続く

第3章 勤務表と施設基準のルール

前ページの続き

オ 当該病棟において、夜勤時間帯の患者のニーズに対応できるよう、早出や遅出などの柔軟な勤務体制の工夫がなされていること

【例】 2交代制で、日勤：9時～17時、夜勤：17時～9時の場合、上記以外に「医療機関が定めた夜勤時間帯」のうち2時間以上を含む、早出、遅出の設定が必要です。
・早出：7時～15時（7時～9時の夜勤を含む）
・遅出：11時～19時（17時～19時の夜勤を含む）等

(参考) 事務連絡 令和2年3月31日疑義解釈資料の送付について（その1）
　　　　 厚生労働省医療課より

問12：「夜間における看護業務の負担軽減に資する業務管理等に関する項目」のうち、「夜勤時間帯の患者のニーズに対応できるよう、早出や遅出等の柔軟な勤務体制の工夫がなされていること」について、どのような勤務体制がとられていれば要件を満たすか。

答： 深夜や早朝における患者の状態等に対応する業務量を把握したうえで、早出や遅出等を組み合わせた勤務体制をとること。なお、勤務者の希望を加味したうえで、1カ月の間に10日以上、早出や遅出等の活用実績があることが望ましい。また、早出および遅出の勤務時間には、各保険医療機関が定めた夜勤時間帯（午後10時から午前5時までの時間を含めた連続する16時間）のうち少なくとも2時間を含むこと。

カ 当該保険医療機関において、所属部署以外の部署を一時的に支援するために、夜勤時間帯を含めた各部署の業務量を把握・調整するシステムが構築されており、かつ、部署間での業務標準化に取り組み、過去1年間に当該システムを夜勤時間帯に運用した実績があること

【例】「各部署の業務量を把握・調整するシステム」について、各病棟ごとの重症度、医療・看護必要度を比較、状況分析し、日ごとの業務量を把握するシステム等と疑義解釈で示されています。自施設にとって効果的な「看護必要度の分析システム」を活用するのがよいと思われます。

(参考) 事務連絡 平成28年3月31日疑義解釈資料の送付について（その1）
　　　　 厚生労働省医療課より

問48： 看護業務の負担の軽減に資する業務管理等に関する項目のエについて、「各部署の業務量を把握・調整するシステム」とはどのようなシステムか。

答： たとえば、「重症度、医療・看護必要度」を活用して各病棟の業務量を一括で把握し、業務量に応じ一時的に所属病棟以外の病棟へ応援にいく等のシステムである。

キ 当該加算に係る看護補助業務に従事する看護補助者の業務のうち5割以上が療養生活上の世話であること

看護補助者が行う業務（療養生活上の世話［食事、清潔、排泄、入浴、移動等］、病室内の環境整備、ベッドメーキング、看護用品および消耗品の整理整頓等の業務）のうち、療養生活上の世話の業務が5割以上である必要があります。

次ページに続く

前ページの続き

ケ 当該病棟において、みなし看護補助者を除いた看護補助者の比率が5割以上であること

急性期看護補助体制加算等の計算で、平均入院患者数に対して必要な看護補助の時間数の5割以上が、実際の看護補助者の時間数でまかなえている必要があります。

【例】1日平均入院患者数50人の病棟、急性期看護補助体制加算25対1、当月31日間ある場合
・50人÷25×3＝6人
・6人×8時間×31日＝1,488時間

看護補助者＋みなし看護補助者の必要時間数1,488時間の5割以上（744時間以上）が、看護補助者単独の実績勤務時間数として必要です。

コ 当該保険医療機関において、夜勤時間帯を含めて開所している院内保育所を設置しており、夜勤を含む交代制勤務に従事する医療従事者の利用実績があること

疑義解釈にあるように、①当該医療機関で設定されている夜勤時間帯も開所している院内保育所が設置されており、②夜勤、深夜、準夜等の勤務を行う医療従事者が、少なくとも月に1人以上は利用していることが必要です。

(参考) 事務連絡 令和2年3月31日疑義解釈資料の送付について（その1）
　　　　厚生労働省保険局医療課より

問13：「夜間における看護業務の負担軽減に資する業務管理等に関する項目」のうち、「夜勤時間帯を含めて開所している院内保育所を設置しており、夜勤を含む交代制勤務に従事する医療従事者の利用実績があること」について、どの程度の利用実績があればよいか。

答：少なくとも月に1人は利用実績があること。

サ 当該病棟において、ICT、AI、IoT等の活用によって、看護要員の業務負担軽減を行っていること

以下の2020年の疑義解釈に示す、看護記録の音声入力、AIを活用したリスクアセスメント、ウェアラブルセンサ等を用いたバイタルサインの自動入力等、その他に
・労働時間管理の適正化・省略化：勤務管理ソフト、ICカードの利用、シフト表作成支援ソフト
・チーム医療の推進：医療従事者の業務量削減のため離床センター、見守り装置予診システム、WEB会議システム、グループチャット 等
・その他：オンライン教育、オンライン学習 等
など、多岐にわたります。

(参考) 事務連絡 令和2年3月31日疑義解釈資料の送付について（その1）
　　　　厚生労働省保険局医療課より

問14：「夜間における看護業務の負担軽減に資する業務管理等に関する項目」のうち、「ICT、AI、IoT等の活用によって、看護要員の業務負担軽減を行っていること」について、具体的にはどのようなものを活用することが想定されるか。

答：看護記録の音声入力、AIを活用したリスクアセスメント、ウェアラブルセンサ等を用いたバイタルサインの自動入力等が例としてあげられる。単にナースコール、心電図または SpO_2 モニタ、電子カルテ等を用いていることなどは該当しない。

＊「ク　看護補助者の夜間配置」の例は省略

第3章　勤務表と施設基準のルール

ウの「連続して行う夜勤が2回以下」

平成28年3月31日事務連絡 疑義解釈の送付（その1）の問47より

- 16時間夜勤の場合、16時間を1回と数えるのか、それとも準夜・深夜と考え2回と数えるのか。

→始業時刻から終業時刻までの一連の夜勤を1回として考える。この場合、1回と数える。

- 夜勤と夜勤の間に休日を挟む場合は、連続しないと数えてよいか。

→よい。暦日の休日を挟んだ場合は、休日前までの連続して行う夜勤回数を数える。

エの「夜勤後の暦日の休日を確保」

平成28年6月14日事務連絡 疑義解釈の送付（その4）の問9より

- 早出、遅出など一部夜勤時間帯を含む勤務形態についても、当該項目における暦日の休日確保が必要な夜勤の対象となるか。

→勤務時間に午後10時から翌日午前5時までの時間帯が一部でも含まれる場合は、当該項目における暦日の休日確保が必要な夜勤の対象とする。

＊適時調査では、夜勤の「勤務実績表」、そのほか負担軽減体制の確認などがあります。

文献

1）厚生労働省医療課事務連絡．平成18年3月23日．疑義解釈資料の送付について（その1）．
2）厚生労働省医療課事務連絡．令和2年3月31日．疑義解釈資料の送付について（その1）．
3）厚生労働省医療課事務連絡．平成28年3月31日．疑義解釈資料の送付について（その1）．
4）基本診療料の施設基準等及びその届出に関する手続きの取扱いについて．保医発0305第5号．令和6年3月5日．
　https://www.mhlw.go.jp/content/12404000/001252053.pdf（2024年7月閲覧）

6 勤務表作成上の留意事項（5）
運用

> 1. 勤務の変更などを、病棟管理日誌・看護記録・勤務表に記載し、実績が様式9へ正しく反映されることが大事
> 2. 勤務記号と勤務時間をしっかり管理する
> 3. 月平均夜勤時間数、看護師比率などは、一時的な変動が認められている

1 勤務の変更を病棟管理日誌・看護記録・勤務表に正しく反映する

　勤務表へ記載（入力）した勤務が様式9へ反映され、看護配置数、月平均夜勤時間数が算出されます。入院基本料にかかる看護記録には、看護要員の業務分担、看護職員の受け持ち患者割当など、勤務帯ごとの看護要員の勤務状況が記載されている必要があります（**図表3-6-1、3-6-2**[1]）。

> 病棟管理日誌・看護記録・勤務表の実績欄に正しく反映されていますか？
> - 勤務の変更
> - 他部署へ応援に行った者や他部署から応援に来た者
> - 会議や研修などへの出席
> - 遅刻、早退、病欠など、病棟における勤務状況

第**3**章　勤務表と施設基準のルール

2　勤務記号の管理

　看護師の働き方改革により、個々に合った勤務形態の整備が求められています。看護職員の負担の軽減として柔軟な勤務シフトはとても重要ですが、それに伴い、勤務実績表作成に用いる記号などは膨大な数になっていきます。

　勤務記号で表示される勤務時間が様式９の勤務実績表に勤務時間数として反映され、看護要員の勤務時間数が計算されます（**図表 3-6-3**）。

　勤務表に使用する記号の統一と記号にひもづく勤務時間数について、看護部内で共有されているでしょうか？ 様式９の勤務実績表は複数病棟で計算されることもあるため、算出される時間数の間違いを防ぐためには、使用する記号を統一し、看護部内で共有することが重要です。特に、様式９のシステムを導入している場合、システムのマスター設定の勤務記号と勤務時間を、適切に管理することが必要です。マスター設定に誤りがあると、看護要員の配置や月平均夜勤時間数を正しく確認できず、適時調査での指摘や診療報酬の返還に至ることもあります。システムに設定されている勤務記号の時間数や計算式を確認しましょう（**図表 3-6-4**）。

- 用いる記号に規定はありませんが、１勤務時間を１つの記号とし、院内で統一の記号を使用すると管理しやすいでしょう。
- 勤務記号にひもづく病棟勤務時間が適切に設定されているか確認しましょう。
- 適時調査でも、記号の一覧表を事前提出することが求められます（**図表 3-6-5**）。勤務表と様式９・勤務実績表の整合性を第三者が確認する際に判別できるように管理することが必要です。
- 使用していない記号は削除するなどしっかり管理しましょう。

図表 3-6-1 様式9への反映

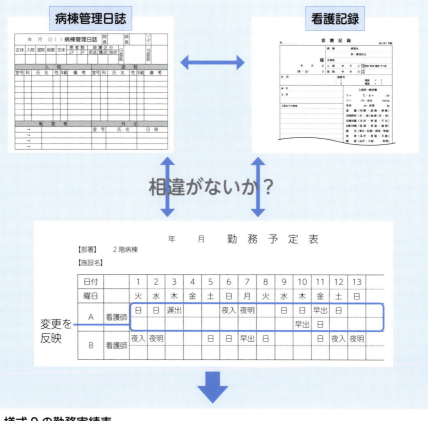

第3章　勤務表と施設基準のルール

図表 3-6-2 施設基準上で看護記録へ記載が求められる内容 [1]

入院基本料にかかる看護記録

　入院基本料の届出を行った病棟においては、**看護体制の1単位ごとに次に掲げる記録がなされている必要がある。**ただし、その様式・名称等は各保険医療機関が適当とする方法で差し支えない。

1　患者の個人記録
（1）経過記録
　　個々の患者について、観察した事項および実施した看護の内容等を、看護要員が記録するもの。
　　ただし、病状安定期においては診療録の温度表等に状態の記載欄を設け、その要点を記録する程度でもよい。
（2）看護計画に関する記録
　　個々の患者について、計画的に適切な看護を行うため、看護の目標、具体的な看護の方法、および評価等を記録するもの。

2　看護業務の計画に関する記録
（1）看護業務の管理に関する記録
　　患者の移動、特別な問題をもつ患者の状態、および特に行われた診療等に関する概要、看護要員の勤務状況、ならびに勤務交替に際して申し送る必要のある事項等を、各勤務帯ごとに記録するもの。
（2）看護業務の計画に関する記録
　　看護要員の勤務計画および業務分担、ならびに看護師・准看護師の受け持ち患者割当等について、看護チームごとに掲げておくもの。看護職員を適正に配置するための患者の状態に関する評価の記録。

図表 3-6-3 勤務記号の管理の例

医療機関で定める夜勤時間帯が 16:30～8:30 の場合
（申し送り時間は勤務時間に含める）

勤務種類	勤務記号	勤務時間	日勤時間帯の勤務時間数	夜勤時間帯の勤務時間数
日勤	○	8:30～17:30	8.0	1.0
夜勤（入）	夜	17:00～翌 9:00	0.0	7.5
夜勤（明）	明		0.5	8.5
日勤早出	早	7:30～16:00	7.5	1.0
日勤遅出	遅	10:00～19:00	6.5	2.5
日勤午前勤務	△	8:30～12:30	4.0	0.0
日勤午後勤務	▽	13:30～17:30	3.0	1.0

勤務時間数は、単位を時間（hour）で記載する
（15 分＝0.25、30 分＝0.5、45 分＝0.75、60 分＝1.0）

図表 3-6-4 勤務記号の管理マニュアルの例

- 勤務記号ごとに病棟日勤、病棟夜勤、総夜勤の時間を作っておくと点検時にチェックしやすい
- 勤務記号を病棟で独自に作ることがないように注意する
- 新たな記号を作成する場合は、様式 9 と連携することを忘れずに、施設基準担当部署やシステム担当部署と共有する

	夜勤時間	16 時 30 分～8 時 30 分						
	申し送り時間	15 分（申し送る側から除外）						
	休憩時間	勤務時間に含む						
	遅刻・早退・残業	様式 9 から控除する						
勤務区分	勤務種類	日勤	夜勤入り	夜勤明け	早番	中番	遅番	研修
	記号	○	△	×	◎	中 1	▽	研
	申し送り	有	無	有	無	無	無	無
	勤務時間	8 時 30 分～17 時 00 分	16 時 30 分～9 時 30 分		7 時 00 分～15 時 30 分	10 時 30 分～19 時 00 分	12 時 00 分～20 時 30 分	8 時 30 分～17 時 00 分
	様式 9 記入例　病棟日勤	8.0	0.0	0.75	7.0	6.0	4.5	0.0
	病棟夜勤	0.25	7.5	8.5	1.5	2.5	4.0	0.0
	総夜勤	0.25	7.5	8.5	1.5	2.5	4.0	0.5

第3章　勤務表と施設基準のルール

図表 3-6-5 適時調査事前提出書類の一部

- 様式 9
- 勤務形態（日勤、準夜勤、深夜勤など）ごとの勤務時間がわかる書類
- 勤務実績表に用いている記号等の内容および申し送り時間がわかる一覧表（勤務記号の一覧）
- 会議、研修、他部署勤務の時間および出席者がわかる一覧表
- 病棟日誌、看護日誌など

3 一時的変動の取り扱い

　施設基準の要件を満たさなかった場合は、速やかに変更を届け出ることとなっています。ただし例外として、月平均夜勤時間数や看護師比率などで「一時的変動の取り扱い」が示されており、「一時的な（暦月で 3 カ月または 1 カ月を超えない期間の）1 割以内の変動」については変更届を行わなくてもよいとされています（**図表 3-6-6**）。

　「暦月で 3 カ月を超えない期間の 1 割以内の変動」とは、暦月で 1 カ月の変動が 1 割以内であり、その変動が連続 3 カ月以内で基準値に戻れば変更届は不要ということです（**図表 3-6-7**）。

　なお、1 割以内の変動が連続 4 カ月になった場合は、変更の届出が必要となります。

図表 3-6-6 変更届を行わなくてもよい一時的変動（一部抜粋）[1]

● 月平均夜勤時間数（72 時間） ● 平均在院日数		暦月で 3 カ月を超えない期間の 1 割（79.2 時間）以内の変動（入院基本料等の届出直後においては、直近 3 カ月間または 12 週間の実績平均値で要件を満たす場合）
● **1 日あたり勤務する看護要員数** ● **看護要員数と入院患者比率** ● **看護職員の必要数に対する看護師比率**	①：許可病床数 100 床未満の病院、特別入院基本料の病院（感染症病床を除く）	暦月で 3 カ月を超えない期間の 1 割以内の変動
	②：①以外の病院	暦月で 1 カ月を超えない期間の 1 割以内の変動

91

図表 3-6-7 月平均夜勤時間数の「暦月で3カ月を超えない期間の1割（79.2時間）以内の一時的な変動」

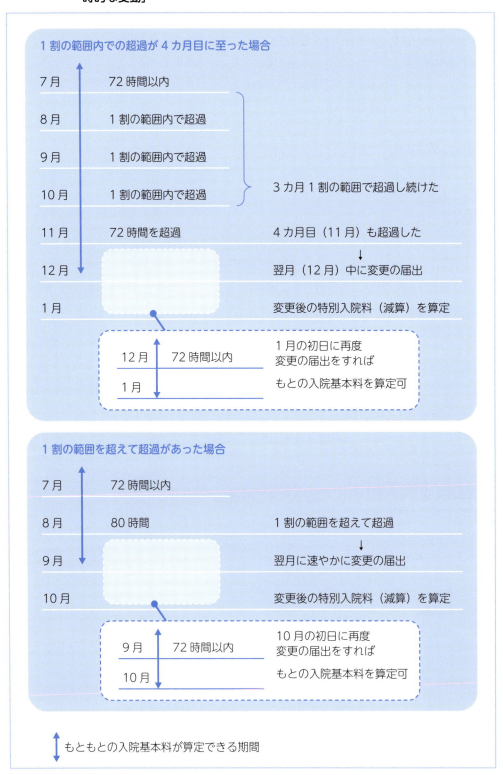

第3章　勤務表と施設基準のルール

参考　月平均夜勤時間数の取り扱い：
「月平均夜勤時間超過減算」と「夜勤時間特別入院基本料」

　施設基準要件のうち、ほかの基準をクリアしていて、月平均夜勤時間数のみ1割以内の変動が4カ月目に達した、または変動が1割以上になった場合には、入院基本料の変更届ではなく、「月平均夜勤時間超過減算」「夜勤時間特別入院基本料」の届出が可能です。

　月平均夜勤時間超過減算の算定期間は3カ月で、減算割合は15％です。また、月平均夜勤時間超過減算の算定後は、減算の届出後1年経たないと再算定できません。

　3カ月経過した後も72時間以下にならない場合は、夜勤時間特別入院基本料の届出が可能です。夜勤時間特別入院基本料は、入院基本料の30％減算（入院基本料の7割の額しか入ってこない）になります。

　15％・30％の減算だけでなく、入院基本料等加算の大半が算定できなくなりますので、大きな減収となります。

月平均夜勤時間数のみ満たせず、ほかの基準をクリアしている場合に届出可能

	入院基本料 点数減算割合	入院基本料等加算 算定制限	算定期間の制限
月平均夜勤時間超過減算	15％	あり	3カ月 （1年間再算定不可）
夜勤時間特別入院基本料	30％	あり	なし

文献

1）基本診療料の施設基準等及びその届出に関する手続きの取扱いについて. 別添6 別紙6.保医発03055 第5号. 令和6年3月5日.
https://www.mhlw.go.jp/content/12404000/001252053.pdf （2024年7月閲覧）
2）平成22年3月29日事務連絡. 疑義解釈資料の送付について（その1）.

第 **4** 章

様式９の
作成上のルール：
確認と検証

① 様式9の書式

> **１** 様式9は入院基本料算定の根拠となる重要な書類
> **２** 様式9は同じ入院基本料を算定する病棟を合わせて作成する
> **３** 様式9の勤務実績表から、看護職員数・看護師比率・看護補助者数・月平均夜勤時間数が確認される
> **４** 適時調査では様式9が必ず確認される

　様式9（**図表 4-1-1**[1]）は、入院基本料を算定するための根拠となり、看護要員の勤務実績により、看護職員数・看護師比率・看護補助者数・月平均夜勤時間数を確認する書類で、同一の入院基本料の病棟が複数ある場合は、複数病棟を合わせて作成します。

　様式9は入院基本料等の施設基準にかかる届出書添付書類としてとても重要であり、また、毎月の施設基準の充足管理として要になるもので、適時調査で必ず確認されます。定められたルールを理解し、正しく作成しましょう。

　第4章では様式9の書式に沿って、作成時の留意点などを説明します。

第4章　様式9の作成上のルール：確認と検証

図表4-1-1 様式9の原本 [1]

様式9

入院基本料等の施設基準に係る届出書添付書類

保険医療機関名＿＿＿＿＿＿＿＿＿＿＿＿＿＿＿＿＿＿＿＿＿＿＿＿＿＿＿＿＿＿＿＿＿＿

1．入院基本料・特定入院料の届出

　届出入院基本料・特定入院料（届出区分）＿＿＿＿＿＿＿＿＿＿＿＿＿＿＿＿＿＿＿＿＿

　□　病棟ごとの届出　※（医療を提供しているが医療資源の少ない地域に属する保険医療機関の場合に限る）

　　（□には、該当する場合「✓」を記入のこと）

　本届出の病棟数＿＿＿＿＿＿＿＿＿＿※（医療機関全体の数ではなく、届出に係る数を記載）

　本届出の病床数＿＿＿＿＿＿＿＿＿＿※（医療機関全体の数ではなく、届出に係る数を記載）

　□　入院基本料・特定入院料の届出区分の変更なし　（□には、該当する場合「✓」を記入のこと）

2．看護要員の配置に係る加算の届出

　（新規に届け出るものについては「新規届出」欄、既に届出を行っているものについては「既届出」欄の□に「✓」を記入のこと。）

新規届出	既届出	項目名	新規届出	既届出	項目名
A101　療養病棟入院基本料			A106　障害施設等入院基本料		
□	□	注12　夜間看護加算	□	□	注9　看護補助加算
□	□	注13　看護補助体制充実加算1	□	□	注10　看護補助体制充実加算1
□	□	注13　看護補助体制充実加算2	□	□	注10　看護補助体制充実加算2
□	□	注13　看護補助体制充実加算3	□	□	注10　看護補助体制充実加算3
A207-3　急性期看護補助体制加算			A207-4　看護職員夜間配置加算		
□	□	25対1（看護補助者5割以上）	□	□	12対1配置加算1
□	□	25対1（看護補助者5割未満）	□	□	12対1配置加算2
□	□	50対1	□	□	16対1配置加算1
□	□	75対1	□	□	16対1配置加算2
□	□	注2　夜間30対1	A214　看護補助加算		
□	□	注2　夜間50対1	□	□	看護補助加算1
□	□	注2　夜間100対1	□	□	看護補助加算2
A213　看護配置加算			□	□	看護補助加算3
□	□	看護配置加算	□	□	注2　夜間75対1看護補助加算
A304　地域包括医療病棟入院料			A307　小児入院医療管理料		
□	□	注5　25対1看護補助体制加算（5割以上）	□	□	注9　看護補助加算
□	□	注5　25対1看護補助体制加算（5割未満）	□	□	注10　看護補助体制充実加算
□	□	注5　50対1看護補助体制加算	A308-3　地域包括ケア病棟入院料		
□	□	注5　75対1看護補助体制加算	□	□	注3　看護職員配置加算
□	□	注6　夜間30対1看護補助体制加算	□	□	注4　看護補助者配置加算
□	□	注6　夜間50対1看護補助体制加算	□	□	注5　看護補助体制充実加算1
□	□	注6　夜間100対1看護補助体制加算	□	□	注5　看護補助体制充実加算2
□	□	注9　看護職員夜間12対1配置加算1	□	□	注5　看護補助体制充実加算3
□	□	注9　看護職員夜間12対1配置加算2	□	□	注8　看護職員夜間配置加算
□	□	注9　看護職員夜間16対1配置加算1	A311　精神科救急急性期医療入院料		
□	□	注9　看護職員夜間16対1配置加算2	□	□	注4　看護職員夜間配置加算
A311-3　精神科救急・合併症入院料			A314　認知症治療病棟入院料		
□	□	注4　看護職員夜間配置加算	□	□	注2　認知症夜間対応加算

次ページに続く

前ページの続き

3．入院患者の数及び看護要員の数

① 1日平均入院患者数〔A〕＿＿＿＿＿＿人（算出期間　　年　　月　　日 ～　　年　　月　　日）
　　※小数点以下切り上げ

② 月平均1日当たり看護職員配置数＿＿＿＿＿＿人　〔C／（日数×8）〕※小数点以下第2位以下切り捨て
　　（参考）1日看護職員配置数（必要数）：[　　　　]＝〔（A／配置区分の数）×3〕※小数点以下切り上げ

③ 看護職員中の看護師の比率＿＿＿＿＿％
　　〔月平均1日当たり看護職員配置数のうちの看護師数／1日看護職員配置数〕

④ 平均在院日数＿＿＿＿＿＿＿＿日（算出期間　　年　　月　　日 ～　　年　　月　　日）
　　※小数点以下切り上げ

⑤ 夜勤時間帯（16時間）＿＿＿時＿＿＿分 ～ ＿＿＿時＿＿＿分

⑥ 月平均夜勤時間数＿＿＿＿＿＿時間　〔（D－E）／B〕※小数点第2位以下切り捨て

⑦ 月平均1日当たり当該入院料の施設基準の最小必要人数以上の看護職員配置数＿＿＿＿＿人
　　※小数点以下第2位以下切り捨て
　　≪看護職員配置加算（A308-3 地域包括ケア病棟入院料の注3）を届け出る場合に記載≫
　　（参考）最小必要数以上の看護職員配置数（必要数）：[　　　　]＝〔（A／50）×3〕※小数点以下切り上げ

⑧ 月平均1日当たり看護補助者配置数＿＿＿＿＿人　※小数点以下第2位以下切り捨て
　　≪看護補助加算・看護補助体制充実加算（A106 障害者施設等入院基本料の注9・注10）、A207-3 急性期看護補助
　　体制加算、A214 看護補助加算、看護補助体制充実加算（A304 地域包括医療病棟入院料の注5）、看護補助加算・看
　　護補助体制充実加算（A307 小児入院医療管理料の注9・注10）、看護補助者配置加算・看護補助体制充実加算
　　（A308-3 地域包括ケア病棟入院料の注4・注5）等を届け出る場合に記載≫
　　（参考）1日看護補助者配置数（必要数）：[　　　　]＝〔（A／配置区分の数）×3〕※小数点以下切り上げ

⑨ 月平均1日当たり看護補助者夜間配置数＿＿＿＿＿人　※小数点以下第2位以下切り捨て
　　≪看護補助加算・看護補助体制充実加算（A106 障害者施設等入院基本料の注9・注10）、A207-3 夜間急性期看護
　　補助体制加算、A214 夜間75対1看護補助加算、夜間看護補助体制加算（A304 地域包括医療病棟入院料の注6）、
　　看護補助加算・看護補助体制充実加算（A307 小児入院医療管理料の注9・注10）を届け出る場合に記載≫
　　（参考）夜間看護補助者配置数（必要数）：[　　　　]＝〔A／配置区分の数〕※小数点以下切り上げ

⑩ 月平均1日当たりの主として事務的業務を行う看護補助者配置数＿＿＿＿＿人　〔F／（日数×8）〕
　　※小数点第3位以下切り捨て
　　（参考）主として事務的業務を行う看護補助者配置数（上限）：[　　　　]＝〔（A／200）×3〕
　　※小数点第3位以下切り捨て

⑪ 月平均1日当たり看護職員、作業療法士、精神保健福祉士及び公認心理師配置数＿＿＿＿＿人
　　※小数点以下第2位以下切り捨て
　　≪A315 精神科地域包括ケア病棟入院料を届け出る場合に記載≫
　　（参考）1日看護職員、作業療法士、精神保健福祉士及び公認心理師配置数（必要数）：[　　　　]＝　　〔（A
　　／13）×3〕※小数点以下切り上げ

次ページに続く

第4章 様式9の作成上のルール：確認と検証

前ページの続き

4. 勤務実績表

種別※1	番号	病棟名	氏名	雇用・勤務形態※2	看護補助者の業務※3	夜勤の有無		日付別の勤務時間数※6					月延べ勤務時間数	（再掲）月平均夜勤時間数の計算に含まない者の夜勤時間数 ※7
						（該当する一つに○）※4	夜勤従事者数※5	1日曜	2日曜	3日曜	……	日曜		
看護師				常勤・短時間・非常勤・兼務		有・無・夜専								
				常勤・短時間・非常勤・兼務		有・無・夜専								
准看護師				常勤・短時間・非常勤・兼務		有・無・夜専								
				常勤・短時間・非常勤・兼務		有・無・夜専								
看護補助者				常勤・短時間・非常勤・兼務	事務的業務	有・無・夜専								
				常勤・短時間・非常勤・兼務	事務的業務	有・無・夜専								
その他				常勤・短時間・非常勤・兼務		有・無・夜専								
				常勤・短時間・非常勤・兼務		有・無・夜専								

夜勤従事職員数の計	〔B〕	月延べ勤務時間数（上段と中段の計）	〔C〕	
月延べ夜勤時間数	〔D−E〕	月延べ夜勤時間数（中段の計）	〔D〕 ※8	〔E〕
（再掲） 主として事務的業務を行う看護補助者の月延べ勤務時間数の計			〔F〕 ※9	

1日看護職員配置数（必要数）※10	〔（A／配置区分の数※11）×3〕	月平均1日当たり看護職員配置数	〔C／（日数×8）〕
主として事務的業務を行う看護補助者配置数（上限）	〔（A／200）×3〕	月平均1日当たりの主として事務的業務を行う看護補助者配置数	〔F／（日数×8）〕

注1） 1日看護職員配置数 ≦ 月平均1日当たり看護職員配置数
注2） 主として事務的業務を行う看護補助者配置数 ≧ 月平均1日当たりの主として事務的業務を行う看護補助者配置数

5. 勤務体制及び申し送り時間

勤 務 体 制						
3交代制	日勤	（ ： ～ ： ）	準夜勤	（ ： ～ ： ）	深夜勤	（ ： ～ ： ）
2交代制	日勤	（ ： ～ ： ）	夜勤	（ ： ～ ： ）		
その他	日勤	（ ： ～ ： ）		（ ： ～ ： ）		（ ： ～ ： ）

申し送り時間						
3交代制	日勤	（ ： ～ ： ）	準夜勤	（ ： ～ ： ）	深夜勤	（ ： ～ ： ）
2交代制	日勤	（ ： ～ ： ）	夜勤	（ ： ～ ： ）		
その他	日勤	（ ： ～ ： ）		（ ： ～ ： ）		（ ： ～ ： ）

次ページに続く

前ページの続き

〔急性期看護補助体制加算・看護補助加算等を届け出る場合の看護補助者の算出方法〕

看護補助者のみの月延べ勤務時間数の計〔G〕	
みなし看護補助者の月延べ勤務時間数の計〔H〕	〔C〕－〔1日看護職員配置数×日数×8〕
看護補助者のみの月延べ夜勤時間数〔I〕	看護補助者（みなしを除く）のみの〔D〕
1日看護補助者配置数（必要数）※10〔J〕	〔（A／配置区分の数※11）×3〕
月平均1日当たり看護補助者配置数（みなし看護補助者を含む）	〔G＋H／（日数×8）〕
月平均1日当たり看護補助者配置数（みなし看護補助者を除く）〔K※12〕	〔G／（日数×8）〕
夜間看護補助者配置数（必要数）※10	A／配置区分の数※11
月平均1日当たり夜間看護補助者配置数	〔I／（日数×16）〕
看護補助者(みなし看護補助者を含む)の最小必要数に対する看護補助者（みなし看護補助者を除く）の割合（％）	〔（K／J）×100〕

〔看護職員配置加算（地域包括ケア病棟入院料の注3）を届け出る場合の看護職員数の算出方法〕

1日看護職員配置数（必要数）※10〔L〕※13	〔（A／13）×3〕
月平均1日当たり看護職員配置数	〔C／（日数×8）〕
月平均1日当たり当該入院料の施設基準の最小必要人数以上の看護職員配置数	〔{C－（L×日数×8）}／（日数×8）〕

〔記載上の注意〕
※1　看護師及び准看護師と看護補助者を別に記載すること。なお、保健師及び助産師は、看護師の欄に記載すること。看護部長等、専ら病院全体の看護管理に従事する者及び外来勤務、手術室勤務、中央材料室勤務、当該保険医療機関附属の看護師養成所等、病棟以外のみに従事する者については、記載しないこと。
※2　短時間正職員の場合は雇用・勤務形態の「短時間」に、病棟と病棟以外（外来等）に従事する場合又は病棟の業務と「専任」の要件に係る業務に従事する場合は、雇用・勤務形態の「兼務」に○を記入すること。
※3　看護補助者について、延べ勤務時間のうち院内規定で定めた事務的業務を行った時間が占める割合が5割以上の者は「事務的業務」に○を記入すること。
　　　配置数の上限〔（A／200）×3〕を超える主として事務的業務を行う看護補助者は様式9に記載しないこと。
※4　夜勤専従者は「夜専」に○を記入すること。月当たりの夜勤時間が、急性期一般入院基本料、7対1及び10対1入院基本料を算定する病棟においては16時間未満の者（短時間正職員においては12時間未満の者）、急性期一般入院基本料、7対1及び10対1入院基本料を算定する病棟以外においては8時間未満の者は無に○を記入すること。
※5　夜勤有に該当する者について、夜勤を含めた交代制勤務を行う者（夜勤専従者は含まない）は1を記入すること。
　　　ただし、夜勤時間帯に病棟と病棟以外に従事する場合は、1か月間の夜勤時間帯に病棟で勤務した時間を、1か月間の延べ夜勤時間（病棟と病棟以外の勤務時間を含む）で除して得た数を記入すること。
　　　看護職員と看護補助者の勤務実績表をわけて作成しても差し支えない。
※6　上段は日勤時間帯、中段は夜勤時間帯において当該病棟で勤務した時間数、下段は夜勤時間帯において当該病棟以外で勤務した時間も含む総夜勤時間数をそれぞれ記入すること。
※7　次の①から③の者の夜勤時間数を記入すること。
　　　①夜勤専従者、②急性期一般入院基本料、7対1及び10対1入院基本料を算定する病棟においては月当たりの夜勤時間が16時間未満の者（短時間正職員においては12時間未満の者）、③急性期一般入院基本料、7対1及び10対1入院基本料を算定する病棟以外の病棟においては月当たりの夜勤時間が8時間未満の者
※8　〔D〕は、当該病棟における「月延べ夜勤時間数」（月延べ勤務時間数欄の中段）の計である。
※9　〔F〕は、看護補助者の業務の欄において「事務的業務」に○を記入した看護補助者のみの「月延べ勤務時間数」の計である。
※10　小数点以下切り上げとする。
※11　「配置区分の数」とは、当該届出に係る入院基本料又は加算において求める看護配置数（例えば、急性期一般入院料1の場合「7」、10対1入院基本料の場合「10」、25対1急性期看護補助体制加算の場合「25」、夜間30対1急性期看護補助体制加算の場合「30」）をいう。
※12　地域包括ケア病棟入院料の注4に掲げる看護補助者配置加算及び注5に掲げる看護補助体制充実加算は、みなし看護補助者を除いて要件を満たす必要がある。
※13　地域包括ケア病棟入院料を届け出る場合には、13対1の「13」で計算するが、地域包括ケア病棟入院料の注2の届出を行う場合にあっては、15対1の「15」で計算すること。

次ページに続く

第4章 様式9の作成上のルール：確認と検証

前ページの続き

※14 地域移行機能強化病棟入院料を届け出る場合には、作業療法士及び精神保健福祉士を看護職員配置数に含めることができること。この場合、当該作業療法士及び当該精神保健福祉士は、勤務実績表において准看護師として記入すること。

※15 特殊疾患入院医療管理料、特殊疾患病棟入院料又は精神療養病棟入院料を届け出る場合には、「月平均1日当たり看護職員配置数」は「月平均1日当たり看護職員及び看護補助者配置数」、「1日看護職員配置数（必要数）」は「1日看護職員及び看護補助者配置数（必要数）」と読み替えること。この場合、看護職員数及び看護補助者数の合計が基準を満たすこと。

※16 精神科地域包括ケア病棟入院料を届け出る場合には、作業療法士、精神保健福祉士及び公認心理師は、勤務実績表において「その他」欄に記入すること。

〔届出上の注意〕

1 医療を提供しているが医療資源の少ない地域に属する保険医療機関において、看護配置が異なる病棟ごとに届出を行う場合は、一般病棟入院基本料の届出は、同一の看護配置の病棟ごとにそれぞれ本届出を作成すること。

2 届出前1か月の各病棟の勤務実績表を添付すること。

3 月平均夜勤時間超過減算を算定する場合には、看護職員の採用活動状況等に関する書類を添付すること。

4 夜勤時間特別入院基本料を算定する場合には、医療勤務環境改善支援センターに相談し、相談状況に関する書類及び看護職員の採用活動状況等に関する書類を添付すること。

5 夜間看護加算・看護補助体制充実加算（A101 療養病棟入院基本料の注12・注13）、A207-4 看護職員夜間配置加算、看護職員夜間配置加算（A304 地域包括医療病棟入院料の注9、A308-3 地域包括ケア病棟入院料の注8、A311 精神科救急急性期医療入院料の注4、A311-3 精神科救急・合併症入院料の注4）は、常時16対1（A207-4 看護職員夜間配置加算及び A304 地域包括医療病棟入院料の注9は、12対1の場合も含む。）を満たす必要があるため、日々の入院患者数によって夜間の看護配置数が異なるものである。そのため、届出の際には、届出前1か月の日々の入院患者数により夜間の看護職員の配置状況が分かる書類（様式9の2を参照）を添付すること。

文献

1) 基本診療料の施設基準等及びその届出に関する手続きの取扱いについて. 別添7 様式9. 保医発0305第5号. 令和6年3月5日.
https://www.mhlw.go.jp/content/12404000/001252053.pdf（2024年7月閲覧）

2 様式9の届出に関する基本情報と記載方法

1 保険医療機関名は、地方厚生局へ届出した名称を記載する

2 届出入院基本料・特定入院料は、届出区分（看護配置基準）を必ず記載する

3 病棟数、病床数は、同じ入院基本料を届け出る病棟全体の数を記載する

4 入院基本料によって、届出が可能な看護要員に係る加算は異なる

様式9の記載内容のうち、まずは基本情報の部分を説明します。

1 保険医療機関名

地方厚生局に届出をした名称を記載します（**図表4-2-1**[1] の@）。

2 届出区分

「1. 入院基本料・特定入院料の届出」にある「届出入院基本料・特定入院料（届出区分）」（**図表4-2-1**[1] のⓑ）には、届出をする病棟の入院基本料または特定入院料と、それぞれの届出区分として7対1や10対1といった看護配置基準も記入しなければなりません。この看護配置基準は、入院基本料等で必要とされる看護職員数が異なるため、とても重要となります。

3 届出の病棟・病床数

　様式9では、病棟ごとではなく、同じ届出区分の病棟全体で計算（特定入院料を除く）します。「本届出の病棟数」欄は、同じ入院基本料の届出を行う病棟の数を記載し、「本届出の病床数」欄は、届出病棟の病床数を合計して記載します（**図表 4-2-1**[1) のⓒ）。

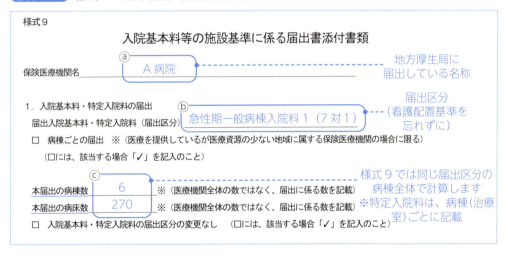

図表 4-2-1 様式9の基本情報（保険医療機関名、届出区分、病棟・病床数）[1)]

4 看護要員の配置にかかわる加算

　「2．看護要員の配置に係る加算の届出」（**図表 4-2-2**[1)]）には、初めて届け出る加算は「新規届出」、すでに届出をしている加算は「既届出」のチェック欄に✓（レ点）をします。看護要員の配置にかかわる加算の人員配置、夜間の看護要員の配置や看護補助者に関する加算等、関係する加算の施設基準を確認しておく必要があります。なお、入院基本料によって、看護要員がかかわる加算に違いがありますので注意が必要です。

図表 4-2-2 様式 9 の基本情報（看護要員の配置に係る加算の届出）[1]

2．看護要員の配置に係る加算の届出

（新規に届け出るものについては「新規届出」欄、既に届出を行っているものについては「既届出」欄の□に「✓」を記入のこと。）

新規届出	既届出	項目名	新規届出	既届出	項目名
A101 療養病棟入院基本料			A106 障害施設等入院基本料		
□	□	注12 夜間看護加算	□	□	注9 看護補助加算
□	□	注13 看護補助体制充実加算1	□	□	注10 看護補助体制充実加算1
□	□	注13 看護補助体制充実加算2	□	□	注10 看護補助体制充実加算2
□	□	注13 看護補助体制充実加算3	□	□	注10 看護補助体制充実加算3
A207-3 急性期看護補助体制加算			A207-4 看護職員夜間配置加算		
□	☑	25対1（看護補助者5割以上）	□	□	12対1配置加算1
□	□	25対1（看護補助者5割未満）	□	□	12対1配置加算2
□	□	50対1	□	☑	16対1配置加算1
□	□	75対1	□	□	16対1配置加算2
□	□	注2 夜間30対1	A214 看護補助加算		
□	□	注2 夜間50対1	□	□	看護補助加算1
□	□	注2 夜間100対1	□	□	看護補助加算2
A213 看護配置加算			□	□	看護補助加算3
□	□	看護配置加算	□	□	注2 夜間75対1看護補助加算
A304 地域包括医療病棟入院料			A307 小児入院医療管理料		
□	□	注5 25対1看護補助体制加算（5割以上）	□	□	注9 看護補助加算
□	□	注5 25対1看護補助体制加算（5割未満）	□	□	注10 看護補助体制充実加算
□	□	注5 50対1看護補助体制加算	A308-3 地域包括ケア病棟入院料		
□	□	注5 75対1看護補助体制加算	□	□	注3 看護職員配置加算
□	□	注6 夜間30対1看護補助体制加算	□	□	注4 看護補助者配置加算
□	□	注6 夜間50対1看護補助体制加算	□	□	注5 看護補助体制充実加算1
□	□	注6 夜間100対1看護補助体制加算	□	□	注5 看護補助体制充実加算2
□	□	注9 看護職員夜間12対1配置加算1	□	□	注5 看護補助体制充実加算3
□	□	注9 看護職員夜間12対1配置加算2	□	□	注8 看護職員夜間配置加算
□	□	注9 看護職員夜間16対1配置加算1	A311 精神科救急急性期医療入院料		
□	□	注9 看護職員夜間16対1配置加算2	□	□	注4 看護職員夜間配置加算
A311-3 精神科救急・合併症入院料			A314 認知症治療病棟入院料		
□	□	注4 看護職員夜間配置加算	□	□	注2 認知症夜間対応加算

文献

1) 基本診療料の施設基準等及びその届出に関する手続きの取扱いについて．別添7 様式9．保医発0305第5号．令和6年3月5日．
https://www.mhlw.go.jp/content/12404000/001252053.pdf（2024年7月閲覧）

③ 配置数は勤務時間数で確認

■1 勤務表と様式9の勤務実績表の整合性を毎月確認しておく必要がある
■2 夜勤時間帯の設定時間によって夜勤従事者への算入が可能になる場合がある

1 勤務実績を様式9の勤務実績表に置き換えて計算

勤務表に記載された勤務実績を様式9の「4. 勤務実績表」へ勤務時間数として置き換えて計上し、実際に病棟で看護に従事した看護要員の月延べ勤務時間数から、看護要員の配置数を計算します。時間数の置き換えルールを間違えてしまうことが、様式9の間違いにつながります。勤務表と様式9の勤務実績表の整合性を、毎月確認しておく必要があります。

勤務記号の管理が大事です！（第3章6，P.87を参照）
　勤務表が様式9に反映されます。勤務記号は、病院内で統一すると管理しやすいでしょう。

2 夜勤時間帯の設定

夜勤時間帯は、午後10時から翌日午前5時までを含んだ連続する16時間で、各医療機関で設定します（第3章5，P.76を参照）。
設定した夜勤時間帯を、「3. 入院患者の数及び看護要員の数」の「⑤夜勤時間帯（16時間）」の欄に記載します（**図表4-3-1**[1]）。

図表 4-3-1 夜勤時間帯の設定 [1]

3．入院患者の数及び看護要員の数

① 1日平均入院患者数〔A〕＿＿＿＿＿＿人（算出期間　　年　　月　　日 ～　　年　　月　　日）
　　※小数点以下切り上げ

② 月平均1日当たり看護職員配置数＿＿＿＿＿＿人〔C／（日数×8）〕※小数点以下第2位以下切り捨て
　（参考）1日看護職員配置数（必要数）：＿＿＿＿＿＝〔（A／配置区分の数）×3〕※小数点以下切り上げ

③ 看護職員中の看護師の比率＿＿＿＿＿％
　〔月平均1日当たり看護職員配置数のうちの看護師数／1日看護職員配置数〕

④ 平均在院日数＿＿＿＿＿＿＿＿日（算出期間　　年　　月　　日 ～　　年　　月　　日）
　　※小数点以下切り上げ

⑤ 夜勤時間帯（16時間）＿＿＿＿時＿＿＿＿分 ～＿＿＿＿時＿＿＿＿分

⑥ 月平均夜勤時間数＿＿＿＿＿＿時間　〔（D－E）／B〕※小数点第2位

> 午後10時から翌日の午前5時までを含んだ連続した16時間で各医療機関が設定した夜勤時間帯

⑦ 月平均1日当たり当該入院料の施設基準の最小必要人数以上の看護職員配置数
　　※小数点以下第2位以下切り捨て
　　≪看護職員配置加算（A308-3 地域包括ケア病棟入院料の注3）を届け出る場合に記載≫
　　（参考）最小必要数以上の看護職員配置数（必要数）：＿＿＿＿＿＝〔（A／50）×3〕※小数点以下切り上げ

　繰り返しになりますが、「夜勤時間帯」に設定した16時間の間の勤務時間が、施設基準における「夜勤時間の勤務時間」となります。これは、各医療機関の勤務シフト上の「夜勤勤務」の勤務時間とは異なります。夜勤時間帯の設定を調整することで、勤務シフト上では夜勤をしていない看護要員、短時間や非常勤の看護要員を夜勤従事者数に算入できる場合もあり、月平均夜勤時間数に大きく影響するため、夜勤時間帯の設定はとても大切です。

文献

1）基本診療料の施設基準等及びその届出に関する手続きの取扱いについて．別添7 様式9．保医発0305 第5号．令和6年3月5日．
https://www.mhlw.go.jp/content/12404000/001252053.pdf（2024年7月閲覧）

④ 勤務実績表の作成ルール

> ❶ 様式9欄外の［記載上の注意］を確認する
>
> ❷ 「日付別の勤務時間数」には、勤務表（実績）を正確に反映した時間数を記入する。上段には日勤帯の病棟勤務時間数、中段には夜勤時間帯の病棟勤務時間数、下段には夜勤時間帯の病棟勤務時間数と病棟外勤務時間数を合計して記入する
>
> ❸ 申し送り時間は、①申し送る側・受ける側の両方の勤務時間に含める、②申し送る側は除外し受ける側に含める、のいずれかを選択できるが、月単位・病院単位でそろえなければならない
>
> ❹ 勤務実績表は24時の境目で分けて記入する
>
> ❺ 遅刻、早退など勤務できなかった時間や残業時間は病棟勤務時間には含めず、休憩時間は病棟勤務時間に含む
>
> ❻ 会議や研修に参加した時間は病棟勤務時間に含めないが、例外がある

　様式9では、「4. 勤務実績表」に計上した看護要員の勤務時間数により、看護要員の配置数や月平均夜勤時間数を算出します。それでは、勤務実績表作成のルールを確認していきましょう。

1 作成時は記載上の注意を確認

　まず、様式9の欄外に〔記載上の注意〕が書かれています（**図表4-4-1**[1]）。ここを、勤務実績表の記入前に必ず確認してください。

　様式9に計上する職員は、当該病棟で実際に入院患者の看護にあたっている看護要員となります。

図表 4-4-1 様式 9 の記載上の注意 [1]

〔記載上の注意〕

※1 看護師および准看護師と看護補助者を別に記載すること。なお、保健師および助産師は、看護師の欄に記載すること。看護部長等、専ら病院全体の看護管理に従事する者、および外来勤務、手術室勤務、中央材料室勤務、当該保険医療機関附属の看護師養成所等、病棟以外のみに従事する者については、記載しないこと。

※2 短時間正職員の場合は雇用・勤務形態の「短時間」に、病棟と病棟以外（外来等）に従事する場合または病棟の業務と「専任」の要件にかかる業務に従事する場合は、雇用・勤務形態の「兼務」に〇を記入すること。

※3 看護補助者について、延べ勤務時間のうち院内規定で定めた事務的業務を行った時間が占める割合が5割以上の者は「事務的業務」に〇を記入すること。
配置数の上限〔(A／200) ×3〕を超える主として事務的業務を行う看護補助者は様式9に記載しないこと。

※4 夜勤専従者は「夜専」に〇を記入すること。月あたりの夜勤時間が、急性期一般入院基本料、7対1および10対1入院基本料を算定する病棟においては16時間未満の者（短時間正職員においては12時間未満の者）、急性期一般入院基本料、7対1および10対1入院基本料を算定する病棟以外においては8時間未満の者は無に〇を記入すること。

※5 夜勤有に該当する者について、夜勤を含めた交替制勤務を行う者（夜勤専従者は含まない）は1を記入すること。ただし、夜勤時間帯に病棟と病棟以外に従事する場合は、1カ月間の夜勤時間帯に病棟で勤務した時間を、1カ月間の延べ夜勤時間（病棟と病棟以外の勤務時間を含む）で除して得た数を記入すること。
看護職員と看護補助者の勤務実績表をわけて作成しても差し支えない。

※6 上段は日勤時間帯、中段は夜勤時間帯において当該病棟で勤務した時間数、下段は夜勤時間帯において当該病棟以外で勤務した時間も含む総夜勤時間数をそれぞれ記入すること。

※7〜 ※15（略）

※16 精神科地域包括ケア病棟入院料を届け出る場合には、作業療法士、精神保健福祉士および公認心理師は、勤務実績表において「その他」欄に記入すること。

> **病棟勤務看護要員数として様式9・勤務実績表に計上せず、除外するもの**
>
> - まったく病棟勤務を行わない者
>   看護部長等、専ら病院全体の看護管理に従事する者、安全管理責任者。ただし計画的に病棟勤務に携わっている場合は、実際の病棟勤務の時間を算入することができる
> - 各種加算等で専従者となっている者
> - 各種加算等で専任者となっている者（専任業務にて自病棟を離れる時間）
>   医療安全対策加算や感染対策向上加算の専任看護師で、加算の専任業務にて当該病棟から離れて業務を行った時間帯など
> - 小児入院医療管理料の加算の届出にかかる保育士
> - 附属の看護師養成所等の専任教員
> - 身体障害者（児）に対する機能訓練指導員
> - 主として洗濯・掃除等の業務を行う者
> - 看護学校等の学生の病棟看護実習時間

2 職種や名前

　実際に、勤務実績表（**図表 4-4-2**）を作成していきましょう。まずは、種別名・番号・病棟名・氏名を記入します。種別では、看護師（保健師、助産師）、准看護師、看護補助者の職種ごとに分け記載します。これは、月平均1日あたりの看護要員配置数の計算で必要となる延べ勤務時間数や看護職員のうちの看護師比率の計算に必要となるからです。夜勤時間帯の従事者に該当する場合は「有」に〇、夜勤専従者の場合は「夜専」に〇をつけます。

　また、精神科地域包括ケア病棟入院料を届け出る場合には、「その他」として作業療法士、精神保健福祉士および公認心理師について記入します。

図表 4-4-2 勤務実績表

種別 ※1	番号	病棟名	氏名	雇用・勤務形態 ※2	看護補助者の業務 ※3	夜勤の有無 (該当する一つに○) ※4	夜勤従事者数 ※5	日付別の勤務時間数 ※6 1日●曜	2日●曜	3日●曜	....	X日●曜	月延べ勤務時間数	(再掲)月平均夜勤時間数の計算に含まない者の夜勤時間数 ※7
看護師	1	A1	A○B子	ⓒ常勤・短時間・非常勤・兼務	/	ⓒ有・無・夜専								
	2	A1	B○A希	ⓒ常勤・短時間・非常勤・兼務	/	有・無・ⓒ夜専								
准看護師	1	A1	C○D枝	ⓒ常勤・短時間・非常勤・兼務	/	ⓒ有・無・夜専								
	2	A1	D○C子	常勤・ⓒ短時間・非常勤・兼務	/	有・ⓒ無・夜専								
看護補助者	1	A1	E○F貴	ⓒ常勤・短時間・非常勤・兼務	事務的業務	ⓒ有・無・夜専								
	2	A1	F○E恵	常勤・ⓒ短時間・非常勤・兼務	事務的業務	有・ⓒ無・夜専								

Q&A

Q 准看護学校に通学している看護補助者の様式9への計上について教えてください。勤務時間は早出1時間を含む2.5時間勤務、学校終了後、遅出出勤の1.5時間の勤務で、給与は時間給です。様式9の常勤、短時間、非常勤のうちのどの項目になりますか？

A 常勤、非常勤、短時間については、雇用契約の内容によります。
施設基準では、雇用契約上「非常勤」であっても、その者の勤務時間が「病院で定めている所定労働時間」と同じ契約になっている場合には「常勤」と扱います。
「短時間」は、「短時間正職員」が該当します。
質問の事例では、1日の勤務時間が「4時間」の時間給とのことですので「非常勤」に該当します。

3 日付別の勤務時間数

次に、勤務実績表の「日付別の勤務時間数」の欄（**図表 4-4-3**）に、看護要員など 1 人の 1 日ごとに勤務時間数を入力します。

この欄は、上段・中段・下段に分かれています。上段（病棟日勤）には病棟で日勤帯に勤務した時間数を、中段（病棟夜勤）には病棟で夜勤時間帯に勤務した時間数を記入します。下段（総夜勤）には、病棟での夜勤時間帯に勤務した時間数と、病棟以外での夜勤時間帯に勤務した時間数を、合計して記入します。

当該病棟以外の場所での兼務がない看護要員は、病棟夜勤時間数（中段）と総夜勤時間数（下段）は同じになります。

図表 4-4-3 日付別の勤務時間数

種別 ※1	番号	病棟名	氏名	雇用・勤務形態 ※2	看護補助者の業務 ※3	夜勤の有無		日付別の勤務時間数 ※6				
						（該当する一つに○）※4	夜勤従事者数 ※5	1日 ●曜	2日 ●曜	3日 ●曜	……	X日 ●曜
看護師	1	A1	A○B子	常勤・短時間・非常勤・兼務		有・無・夜専						

日付別の勤務時間数		
上段	病棟日勤	● 日勤帯に当該病棟で勤務した時間数
中段	病棟夜勤	● 夜勤時間帯に当該病棟で勤務した時間数
下段	総夜勤	● 夜勤時間帯の勤務が当該病棟だけの場合は「病棟夜勤時間」に入力した時間数 ● 当該月において病棟勤務を行った職員が、夜勤時間帯に当該病棟以外で勤務した場合の時間数 ● 同日に当該病棟と当該病棟以外での夜勤の両方を行った場合は、両方の夜勤時間の合計の時間数

4 申し送り時間の取り扱い

勤務引き継ぎのための申し送り時間は、①申し送る側と受ける側の双方の勤務時間に含める、②申し送る側の勤務時間から除外し、受ける側の勤務時間には含める、のいずれかを選択できます（**図表 4-4-4**）。看護要員ごとや日ごとに選択することはで

きず、基本的には月単位で、同一の入院基本料単位でそろえる必要があります。

申し送り時間の様式9勤務実績表への計上の有無は、勤務時間数や月平均夜勤時間数に影響しますので、取り扱いについては慎重な検討が必要です。

図表 4-4-4　勤務引き継ぎのための申し送り時間の取り扱い

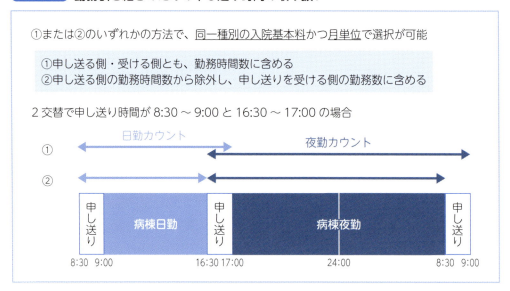

5　日付別の勤務時間数

次に、実際に「日付別の勤務時間数」欄に時間を記入していきます。

1　0時から24時の時間数

「日付別の勤務時間数」の欄は、勤務表の実績を勤務時間数に置き換えて暦日（0時から24時まで）での病棟勤務時間数を記載します。4章12で具体例を説明しますので、参照してください。

2　勤務できなかった時間・休憩時間・残業時間の取り扱い

実際に病棟で看護業務を行った実働時間を計上します。遅刻や早退等で、勤務できなかった時間は計上できません。

休憩時間（夜勤中の仮眠時間、食事時間も同様）は勤務時間に含めます。残業時間は勤務実績表に計上することはできません（**図表 4-4-5**）。

図表 4-4-5 勤務できなかった時間・休憩時間・残業時間の取り扱い

	様式 9 勤務実績表に計上する勤務時間
遅刻等で勤務できなかった時間	含めない
休憩時間（夜勤中の仮眠時間、食事時間含む）	含める
残業時間	含めない

	計上する勤務時間数
通常勤務 8:30〜17:00	8.5 時間
残業 17:00〜18:00	8.5 時間
16:00 早退	7.5 時間
遅刻 9:30 出勤 残業 17:00〜18:00	7.5 時間

③ 会議や研修時間の除外基準

会議や研修に参加した時間は、病棟で患者の看護にあたっている時間ではないため、勤務時間から除外する必要があります。

ただし、入院基本料等の施設基準を満たすために必要な、月1回程度定期的に開催される院内感染防止対策委員会、医療安全管理のための委員会、医療安全管理体制確保のための職員研修、褥瘡対策委員会、身体的拘束最小化チームに係る業務、身体的拘束最小化に関する職員研修に参加した時間は、除外しなくてよいとされています（**図表 4-4-6**）。

管理当直の取り扱い

労働基準監督署へ「断続的な宿直又は日直勤務許可申請」の届出を行っている場合は「勤務」とは異なるので、勤務実績表への計上の対象にはなりません。なお、病院が勤務として扱っている場合は、他部署兼務と同様に、夜勤時間帯に該当する勤務時間数を「総夜勤」に記入します。

図表 4-4-6 病棟の勤務時間に含めるものと除外するもの

	研修・会議等
病棟勤務時間に含めるもの（様式9勤務実績表に計上できるもの）	院内感染防止対策委員会への出席時間
	医療安全管理体制にかかる委員会および院内研修への出席時間
	褥瘡対策委員会への出席時間
	身体的拘束最小化チームに係る業務の時間 身体的拘束最小化に関する職員研修に参加した時間
病棟勤務時間から除外するもの（様式9勤務実績表の病棟日勤・病棟夜勤に計上しないもの） ＊夜勤時間帯に係る勤務時間は総夜勤に計上	院内各種会議・委員会、研修（eラーニングを含む）等への出席時間
	院外研修・学会等への出張（所定の勤務時間内に該当する時間）
	院内ラウンド（当該病棟を離れるもの、褥瘡ハイリスク患者ケア加算、栄養サポートチーム加算や認知症ケア加算等、加算で必要なラウンド）への参加時間
	他部署との兼務などで当該病棟に従事しない時間帯

> **専任者の配置状況を確認しましょう**
>
> 　施設基準で届け出ている専任看護師がその業務に携わっている時間は、病棟勤務時間数から除外します。

> 　適時調査では、研修や会議の時間・出席者名簿と、様式9・勤務実績表との整合性が確認されます。医療機関で開催される研修や委員会は多く、開催時間も異なるため、注意が必要です。また、会議等の出席時間は予定時間ではなく実際の出席時間を除外します。会議記録等などで確認することが大事です。

Q NST（栄養サポートチーム）カンファレンスを病棟内で行っていますが、病棟勤務時間から削除する必要がありますか？ また、退院支援など、入院患者に係るカンファレンスの時間も病棟勤務時間から削除になりますか？

A 「感染防止対策委員会」など勤務時間に含めることができるとされる場合を除き、病棟で実際に入院患者の看護に従事している時間以外は、病棟勤務時間に含めることができません。専任の業務としてのNSTや退院支援のカンファレンスへの参加は、開催場所にかかわらず、病棟勤務時間に含めることはできません。
なお、患者の看護ケアの担当看護師として、病棟内でNSTチームなどに対応する場合は病棟業務と扱えます。どのような立場で参加するのかなど、ケースによって計上の取り扱いが変わるので、施設基準担当者に相談し、判断に困るようなら厚生局に問い合わせるのがよいと考えます。

Q 病棟内のパソコンを使用してeラーニング学習を行う場合は、病棟勤務時間から除外するのでしょうか？

A 病棟内のパソコンなどを使用してeラーニングで学習を行う場合は、実際にeラーニングを受講していた時間を病棟勤務時間から除外します。受講途中に急変対応や処置を実施した時間は、病棟勤務時間に含めます。その場合、受講開始と中断の時間など記録を残すことが必要です。なお、施設基準で受講が求められている「研修」などの場合は、中断して受講できなかった部分について、改めて受講が必要となるので注意しましょう。

Q 院外研修日は、病院への出勤はありません。様式9への時間入力は、研修開催時間を入力すればよいでしょうか？

A 様式9では、勤務時間として扱う「出張」や「院外研修」などへの参加についても「他部署兼務」と同様に取り扱います。したがって、研修の開催時間ではなく、当日の勤務時間と扱っている時間（残業は含まない）のうち、「夜勤時間帯に該当する時間数」を「総夜勤」に計上します。なお、当日は病棟にいませんので、病棟日勤と病棟夜勤の段は「0」です。

④ 他部署での勤務の取り扱い

　他部署（外来等や別の届出区分の病棟）で勤務した時間は、当該病棟での看護を行っていないため、当該病棟の勤務時間としては計上しません。

　ただし、他部署での勤務時間のうち、夜勤時間帯の勤務時間は勤務実績表の総夜勤時間に記入します。

Q&A

Q 病棟看護師の急な欠勤があり、外来所属の看護師が応援に入りましたが、病棟の要員としてカウントできますか？

A 病棟の看護要員の数は、「病棟において実際に入院患者の看護にあたっている者」ですので、外来から応援の場合も病棟の要員として、応援先の病棟の様式9に勤務時間を計上します。

病棟で勤務した時間は、看護配置実人数の計算のもとになる当該病棟の延べ勤務時間数に含まれます。また、病棟夜勤時間が、16時間以上（急性期一般病棟入院基本料、7対1入院基本料、10対1入院基本料以外の病棟では8時間以上）の場合は、夜勤従事者数と延べ夜勤時間数に含まれます。

応援先の病棟の様式9の勤務実績表の作成にあたっては、応援日以外の日は、外来での夜勤時間帯の勤務時間を「総夜勤（下段）」に記入が必要ですので注意しましょう。　具体的な記入については、第4章12（P.161）「⑥外来から病棟へ応援勤務をした場合について」を確認ください。

文献

1）基本診療料の施設基準等及びその届出に関する手続きの取扱いについて．別添7 様式9．保医発0305第5号．令和6年3月5日．
　https://www.mhlw.go.jp/content/12404000/001252053.pdf（2024年7月閲覧）
2）令和6年3月28日事務連絡．疑義解釈資料の送付について（その1）．

5 看護要員の数および入院患者の数

■1 「月延べ勤務時間数」は、病棟日勤と病棟夜勤を合計した時間数になる
■2 「1日平均入院患者数」は、直近1年間の延べ入院患者数を用いて計算する
■3 1日必要看護配置数は、1日平均入院患者数と配置区分から決まる
■4 入院基本料等を算定するには、必要看護配置数以上の看護職員を配置しなければならない
■5 入院料ごとに看護師比率が定められている
■6 平均在院日数は、直近3カ月の在院患者データから算出する

1 月延べ勤務時間数

当該病棟の看護職員や看護補助者の暦月の病棟日勤と病棟夜勤の時間数を足した勤務時間数全体が、「月延べ勤務時間数」（**図表 4-5-1**[1]）になります。看護職員や看護補助者の配置人数の確認に、この月延べ勤務時間数を使用します。

2 1日平均入院患者数

必要看護配置数は、1日平均入院患者数（**図表 4-5-2**[1]）に対する基準として設定されていますので、1日平均入院患者数の確認はとても重要です。1日平均入院患者数は、直近1年間の延べ入院患者数を直近1年間の延べ日数で割って計算します。

この延べ入院患者数の対象患者や除外する患者を適切に把握する必要があります（第3章4を参照）。

図表 4-5-1 月延べ勤務時間数 [1]

4．勤務実績表

種別[1]	番号	病棟名	氏名	雇用・勤務形態[2]	看護補助者の業務[3]	夜勤の有無（該当する一つに○）[4]	夜勤従事者数[5]	1日曜	2日曜	3日曜	……	日曜	月延べ勤務時間数	(再掲)月平均夜勤時間数の計算に含まない者の夜勤時間数[7]
看護師				常勤・短時間・非常勤・兼務		有・無・夜専								
				常勤・短時間・非常勤・兼務		有・無・夜専								
准看護師				常勤・短時間・非常勤・兼務		有・無・夜専								
				常勤・短時間・非常勤・兼務		有・無・夜専								
看護補助者				常勤・短時間・非常勤・兼務	事務的業務	有・無・夜専								
				常勤・短時間・非常勤・兼務	事務的業務	有・無・夜専								

夜勤従事職員数の計	〔B〕	月延べ勤務時間数（上段と中段の計）	〔C〕	
月延べ夜勤時間数	〔D－E〕	月延べ夜勤時間数（中段の計）	〔D〕[8]	〔E〕
（再掲）　主として事務的業務を行う看護補助者の月延べ勤務時間数の計			〔F〕[9]	
1日看護職員配置数（必要数）[10]	〔(A／配置区分の数[11])×3〕	月平均1日当たり看護職員配置数	〔C／(日数×8)〕	
主として事務的業務を行う看護補助者配置数（上限）	〔(A／200)×3〕	月平均1日当たりの主として事務的業務を行う看護補助者配置数	〔F／(日数×8)〕	

　1日平均入院患者数の計算の対象となる「入院患者数に含まれる患者」と「除外する患者」に誤りはありませんか？

保険外診療でも、看護要員の担当を明確に区別できず、1日平均入院患者数の計算に含む患者

- ・正常な妊産婦
- ・生母の入院に伴って入院した健康な新生児または乳児
- ・人間ドック
　等

第4章　様式９の作成上のルール：確認と検証

図表 4-5-2 1 日平均入院患者数 [1]

3．入院患者の数及び看護要員の数

① 1 日平均入院患者数〔Ａ〕＿＿＿＿＿＿＿人（算出期間　　年　　月　　日　〜　　年　　月　　日）
　　※小数点以下切り上げ

② 月平均 1 日当たり看護職員配置数＿＿＿＿＿＿＿人　〔Ｃ／（日数×８）〕※小数点以下第２位以下切り捨て
　　（参考）1 日看護職員配置数（必要数）：＿＿＿＿＿＝〔（Ａ／配置区分の数）×３〕※小数点以下切り上げ

③ 看護職員中の看護師の比率＿＿＿＿＿＿％
　　〔月平均 1 日当たり看護職員配置数のうちの看護師数／1 日看護職員配置数〕

④ 平均在院日数＿＿＿＿＿＿＿日（算出期間　　年　　月　　日　〜　　年　　月　　日）
　　※小数点以下切り上げ

⑤ 夜勤時間帯（16 時間）＿＿＿＿時＿＿＿＿分　〜　＿＿＿＿時

$$\frac{直近１年間の延べ入院患者数}{直近１年間の延べ日数}$$

⑥ 月平均夜勤時間数＿＿＿＿＿＿＿時間　〔（Ｄ−Ｅ）／Ｂ〕※小数点第２位以下切り捨て

⑦ 月平均 1 日当たり当該入院料の施設基準の最小必要人数以上の看護職員配置数＿＿＿＿＿＿人
　　※小数点以下第２位以下切り捨て
　　≪看護職員配置加算（A308-3 地域包括ケア病棟入院料の注３）を届け出る場合に記載≫
　　（参考）最小必要数以上の看護職員配置数（必要数）：＿＿＿＿＿＝〔（Ａ／５０）×３〕※小数点以下切り上げ

3　必要看護配置数と必要勤務時間数の計算

　施設基準で定める看護基準の必要看護配置数は、1 日 8 時間 3 交替を基準として、1 日平均入院患者数を配置区分で割って計算します（**図表 4-5-3**、第 3 章 4 を参照）。施設基準の要件を満たすには、計算式で得られた 1 日あたり必要看護配置数以上の看護職員を配置しなければなりません。

　また、1 日あたり必要看護配置数から、月の必要延べ勤務時間数を計算することで、当該月の配置が施設基準の配置基準を満たしているかを確認できます（**図表 4-5-4**）。

　施設基準の看護配置基準は、最低限満たすべき配置数です。看護配置については、必要看護配置数を満たしたうえで、病棟の稼働状況や「重症度、医療・看護必要度」の割合などの病棟の特色に合わせた病棟間の傾斜配置など、看護職員の負担を配慮した配置となるよう、工夫が求められます。

図表 4-5-3 月平均 1 日あたり必要看護配置数の計算方法

月平均 1 日あたり必要看護配置数（小数点以下切り上げ） ＝ 1 日平均入院患者数 ÷ 配置区分 × 3

ひと月あたり必要勤務時間数 ＝ 月平均 1 日あたり必要看護配置数 × 当該月の日数 × 8 時間

例
- 急性期一般入院料 1（7 対 1）の病棟
- 1 日平均入院患者数 150 人
- 月の日数 30 日

月平均 1 日あたり必要看護配置数 ＝ 150 人 ÷ 7 × 3 ＝ 64.2 → 65 人（小数点以下切り上げ）
　　　　　　　　　　　　　　　　　1 日平均　配置区分　3 勤務帯
　　　　　　　　　　　　　　　　　入院患者数

ひと月あたり必要勤務時間数 ＝ 65 × 30 × 8 ＝ 15,600 時間
　　　　　　　　　　　　　月平均 1 日あたり　月の日数　時間
　　　　　　　　　　　　　必要看護配置数

→ 月の勤務時間数の合計が <u>15,600 時間以上であれば、必要看護配置数を満たすこと</u>になる

図表 4-5-4 月平均 1 日あたり看護配置数（実績）の確認方法

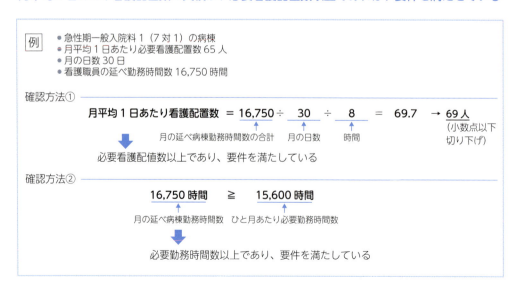

4 看護職員中の看護師の比率

入院基本料ごとに、看護職員中の看護師の比率が規定されています。看護職員中の看護師の比率は、配置基準から算出した「看護職員の必要数」に対しての看護師比率です（**図表 4-5-5**[1)]、**4-5-6**）。

図表 4-5-5 看護職員中の看護師の比率[1)]

3．入院患者の数及び看護要員の数

① 1日平均入院患者数〔A〕＿＿＿＿＿人（算出期間　　年　　月　　日 ～ 　　年　　月　　日）
　　　※小数点以下切り上げ

② 月平均1日当たり看護職員配置数＿＿＿＿＿人　〔C／（日数×8）〕※小数点以下第2位以下切り捨て
　　（参考）1日看護職員配置数（必要数）：[＿＿＿]＝〔（A／配置区分の数）×3〕※小数点以下切り上げ

③ 看護職員中の看護師の比率＿＿＿＿＿％
　　〔月平均1日当たり看護職員配置数のうちの看護師数／1日看護職員配置数〕

④ 平均在院日数＿＿＿＿＿日（算出期間　　年　　月　　日 ～ 　　年　　月　　日）
　　　※小数点以下切り上げ

⑤ 夜勤時間帯（16時間）＿＿＿＿＿時　　　分 ～ 　　　　時　　　　分

⑥ 月平均夜勤時間数＿＿＿＿＿時間　〔（D－E）／B〕※小数点第2位以下切り捨て

> 分母は、実際に配置されている看護職員数ではなく、配置区分から最低限必要な1日あたりの看護職員配置数です

図表 4-5-6 「看護職員中の看護師の比率」の計算式

$$\text{看護職員中の看護師の比率} = \frac{\text{月平均1日あたり看護職員配置数のうちの看護師数（①）}}{\text{1日看護職員配置数（必要数）（②）}}$$

①月平均1日あたり看護職員配置数のうちの看護師数
　＝月の看護師の延べ病棟勤務時間数の合計÷当該月の日数÷8時間
②1日看護職員配置数（必要数）＝　1日平均入院患者数　÷　配置区分　×　3

入院基本料ごとの看護職員中の看護師の比率

	看護職員中の看護師の比率
● 下記以外の入院基本料	7割以上
● 地域一般入院料3で看護配置加算の届出がない ● 15対1以下の入院基本料病棟で看護配置加算の届出がない	4割以上
● 療養病棟入院基本料	2割以上

> 看護師比率は、配置されている看護職員数（実績）のうちの看護師の割合ではなく、看護職員の必要数に対しての、配置された看護師の割合です。看護師比率を計算する際には注意しましょう。

5 平均在院日数の算出

　直近 3 カ月の平均在院日数を記入します（**図表 4-5-7**[1]）。平均在院日数は入院基本料の届出区分ごとに上限が定められているため、届出をしている入院基本料の平均在院日数基準を確認しておきましょう。

　平均在院日数の算出は、直近 3 カ月の、毎日 24 時現在に当該病棟に入院している保険診療患者の延べ数、当該病棟の新入棟患者延べ数と新退棟患者の延べ数から計算します（第 3 章 4 を参照）。平均在院日数は、病棟の稼働状況が影響することをおさえておきましょう。

図表 4-5-7 平均在院日数[1]

```
3．入院患者の数及び看護要員の数
  ①　1日平均入院患者数〔A〕＿＿＿＿＿＿人（算出期間　　年　月　日 ～　　年　月　日）
        ※小数点以下切り上げ

  ②　月平均1日当たり看護職員配置数＿＿＿＿＿＿人　〔C／（日数×8）〕※小数点以下第2位以下切り捨て
      （参考）1日看護職員配置数（必要数）：[＿＿＿＿]＝〔（A／配置区分の数）×3〕※小数点以下切り上げ

  ③　看護職員中の看護師の比率＿＿＿＿＿％
      〔月平均1日当たり看護職員配置数のうちの看護師数／1日看護職員配置数〕

  ④　平均在院日数＿＿＿＿＿＿＿＿日（算出期間　　年　月　日 ～　　年　月　日）
        ※小数点以下切り上げ

  ⑤　夜勤時間帯（16時間）＿＿＿＿時＿＿＿分 ～ ＿＿＿＿時＿＿＿分
```

直近 3 カ月で算出します

文献

1）基本診療料の施設基準等及びその届出に関する手続きの取扱いについて．別添 7 様式 9．保医発 0305 第 5 号．令和 6 年 3 月 5 日.
　https://www.mhlw.go.jp/content/12404000/001252053.pdf（2024 年 7 月閲覧）

6 月平均夜勤時間数

■ 月平均夜勤時間数は、月延べ夜勤時間数を夜勤従事者の数で割った時間数
■ 月平均夜勤時間数は 72 時間以下が基準
■ 月平均夜勤時間数の計算期間は、暦月または 4 週間のいずれかを選択できる
■ 月に 16 時間以上、当該病棟の夜勤時間帯に勤務した看護職員を、夜勤従事者 1 人と数える（短時間正職員は 12 時間以上、地域一般入院料、13 対 1 以下の場合は 8 時間以上）
■ 夜勤専従者の夜勤時間数は月平均夜勤時間数の計算に含まず、夜勤従事者数にも含まない

1 月平均夜勤時間数の計算

　月平均夜勤時間数は、夜勤従事者の月延べ夜勤時間数を夜勤従事者の総数で割った時間数で、72 時間以下が基準です（**図表** 4-6-1[1]、4-6-2[1]、4-6-3）。

　月平均夜勤時間数は、病棟（看護単位）ごとに 72 時間以下である必要はなく、同じ入院基本料を算定する病棟全体で計算します。なお、看護職員の夜勤勤務の負担軽減に向けて、同じ入院基本料の病棟が複数ある場合でも、各病棟ごとに 72 時間以下の基準を満たすことが望ましいです。

$$月平均夜勤時間数 = \frac{夜勤従事者の月延べ夜勤時間数}{夜勤従事者の実人員数}$$

図表 4-6-1 月平均夜勤時間数 [1)]

3．入院患者の数及び看護要員の数

① 1日平均入院患者数〔A〕＿＿＿＿＿＿人（算出期間　　年　　月　　日 ～ 　　年　　月　　日）
　　　※小数点以下切り上げ

② 月平均1日当たり看護職員配置数 ＿＿＿＿＿＿人 〔C／（日数×8）〕※小数点以下第2位以下切り捨て
　　（参考）1日看護職員配置数（必要数）： ＿＿＿＿＿ ＝〔（A／配置区分の数）×3〕※小数点以下切り上げ

③ 看護職員中の看護師の比率 ＿＿＿＿＿％
　　〔月平均1日当たり看護職員配置数のうちの看護師数／1日看護職員配置数〕

④ 平均在院日数＿＿＿＿＿＿＿＿日（算出期間　　年　　月　　日 ～ 　　年　　月　　日）
　　　※小数点以下切り上げ

⑤ 夜勤時間帯（16時間）＿＿＿＿＿時＿＿＿＿＿分 ～ ＿＿＿＿＿時＿＿＿＿＿分

⑥ 月平均夜勤時間数＿＿＿＿＿＿時間　〔（D－E）／B〕※小数点第2位以下切り捨て

> 72時間以下で
> なければなりません

⑦ 月平均1日当たり当該入院料の施設基準の最小必要人数以上の看護職員配置数＿＿＿＿＿＿人
　　　※小数点以下第2位以下切り捨て
　　≪看護職員配置加算（A308-3 地域包括ケア病棟入院料の注3）を届け出る場合に記載≫
　　（参考）最小必要人数以上の看護職員配置数（必要数）： ＿＿＿＿＿ ＝〔（A／50）×3〕※小数点以下切り上げ

図表 4-6-2 様式 9 での月平均夜勤時間数の計算 [1)]

| 看護補助者 | 常勤・短時間・非常勤・兼務 | 事務的業務 | 有・無・夜専 | | | |
| | 常勤・短時間・非常勤・兼務 | 事務的業務 | 有・無・夜専 | | | |

> 病棟日勤時間数と
> 病棟夜勤時間数の合計

夜勤従事職員数の計	〔B〕	月延べ勤務時間数（上段と中段の計）	〔C〕	
月延べ夜勤時間数	〔D－E〕	月延べ夜勤時間数（中段の計）	〔D〕[8]	〔E〕
（再掲）　主として事務的業務を行う看護補助者の月延べ勤務時間数の計			〔F〕[9]	
1日看護職員配置数（必要数）[10]	〔（A／配置区分の数[11]）×3〕	月平均1日当たり看護職員配置数	〔C／（日数×8）〕	
主として事務的業務を行う看護補助者配置数（上限）	〔（A／200）×3〕	月平均1日当たりの主として事務的業務を行う看護補助者配置数	〔F／（日数×8）〕	

> 病棟夜勤時間数の合計から、
> 月平均夜勤時間数に含まない職
> 員の夜勤時間数を引いた時間数

> 病棟夜勤時間数の合計

> 月平均夜勤時間数に
> 含まない職員の
> 夜勤時間数の合計

看護職員全員の勤務時間数を足して計算に使用します

第4章 様式9の作成上のルール：確認と検証

図表 4-6-3 月平均夜勤時間数の計算例

	項目	実績
A	1日平均入院患者数	145 人
B	夜勤従事者数	58 人
C	月延べ勤務時間数	16,875 時間
D	月延べ夜勤時間数	4,320 時間
E	夜勤時間数に含めない者の夜勤時間数	350 時間

月平均夜勤時間数は、月延べ夜勤時間数（D）から夜勤時間数に含めない者の夜勤時間数（E）を差し引いた数を、夜勤従事者数（B）で割り、算出されます。

（　4,320　－　350　）　÷　58　≒　68.4　時間
　　　　　　　　　　　　　　　　　　　　（小数点第2位以下切り捨て）
　　　D　　　　　E　　　　　　B

施設基準では、夜勤を行う看護職員1人あたりの月平均夜勤時間数が、72時間以下であることが求められます。ただし、療養病棟入院基本料と特別入院基本料、特定入院料の算定病棟は、この月平均夜勤時間数72時間以下の対象ではありません。

> **月平均夜勤時間数の計算対象としない病棟**
> ・療養病棟入院基本料、特別入院基本料を算定する病棟
> ・特定入院料を算定する病棟や治療室

月平均夜勤時間数の基準の対象外の病棟・治療室であっても、夜勤による身体への負担を考慮した看護配置が大切です。

看護補助者の夜勤時間の決まり

看護補助者の夜勤時間帯の配置を評価した加算もありますが、看護補助者には月平均夜勤時間72時間以下の基準は設けられていません。しかし、働き方についての配慮は必要です。

125

2 暦月と4週間の選択

　看護配置数等算出のための勤務実績表は暦月1カ月単位ですが、月平均夜勤時間数の計算期間にかぎっては、①暦月1カ月単位、②連続する4週間単位（連続する任意の期間）、の選択が認められています。4週間単位にすることで、28日分の夜勤時間帯での勤務時間となりますので、月延べ夜勤時間数が減少し、月平均夜勤時間数が大きく下がる場合があります。

　連続する4週間単位を選択した場合は、看護配置の確認のための暦月単位の勤務実績表と、月平均夜勤時間数算出のための4週間単位の勤務実績表の2種類での管理が必要となります。

　連続する4週間単位とは、4月1日～4月28日の次は5月1日～28日というのではなく、**図表4-6-4**のように、4月1日～4月28日の次は日の間隔をあけずに4月29日～5月26日の4週間で計算しなくてはなりません。そして、様式9で用いる連続する4週間とは、未到来月を含まず当該月を含む4週間です。

　たとえば、**図表4-6-4**の4週間クールの例で5月実績の様式9を作成する場合には、看護配置数等算出のための様式9・勤務実績表（暦月1カ月：5月分）と、月平均夜勤時間数算出のための様式9・勤務実績表（未到来の6月を含まない連続する任意の4週間の期間：4月29日～5月26日）の2通りの作成が必要となります。

　なお、②の4週間単位を選択した場合は、施設基準で求められている月平均夜勤時間数の算出が暦月の実績で求めるものではないので、日本看護協会では、毎月の勤怠管理上での正しい夜勤回数、夜勤時間の把握のために、①の暦月での平均夜勤時間

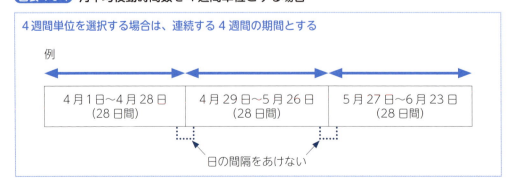

図表4-6-4　月平均夜勤時間数を4週間単位とする場合

数による管理を推奨しています。

✐①1カ月単位で月平均夜勤時間数を算出する場合

例：5月の看護配置や月平均夜勤時間数の確認は、5月（5月1日〜5月31日）で作成した様式9・勤務実績表で確認・管理する

✐②連続する4週間単位で月平均夜勤時間数を算出する場合

例：6月28日提出、7月算定の場合は、aとbの両方を提出する

a. 看護配置数等算出のための様式9・勤務実績表：5月実績（5月1日〜5月31日）

b. 月平均夜勤時間数算出のための様式9・勤務実績表：当該月を含み未到来月を含まない4週（4月29日〜5月26日等）

Q&A

Q 月平均夜勤時間の4週間管理を暦月管理へ変更することは可能ですか？

A 「暦月1カ月」と「4週間（暦月未到来[*1]の月分は含まない）」の2通りの勤務実績表を作成し、双方が月平均夜勤時間72時間以下の基準を満たしていれば、どちらかへの変更が可能です。また、変更については院内で管理できていればよく、届出は不要です。

＊1　未到来：届出日の段階で未来分のこと。

なお、4週間単位での作成（確認）の場合は、看護職員の配置は暦月単位の確認となるので、様式9を2通り作成し確認することが必要です。勤務表との整合性や、作業に係る負担軽減、また計算の間違いを防ぐ観点から、月平均夜勤時間の暦月での管理が推奨されています。

[例]
4週間管理で4月28日までの病院が、5月より暦月に戻すのであれば、4月28日までの4週間[*2]と4月1日から4月30日の2通りの勤務実績表を作成し、いずれも月平均夜勤時間数を満たしている場合には、5月から暦月に移行することが可能です。

＊2　4/29〜の4週間は5月も含まれるので、4/28までの4週間で確認する。

3 夜勤従事者数

❶ 夜勤時間帯に月16時間以上勤務した者を夜勤従事者とする

平均夜勤時間数の算出には、「夜勤従事者数」「夜勤従事者の延べ夜勤時間数」を用います。この「夜勤従事者」とは、夜勤時間帯（医療機関ごとに設定する午後10時〜翌日の午前5時を含む連続した16時間）に、1カ月（または4週間）で16時間以上勤務した看護職員を指します。短時間正職員は12時間以上、地域一般入院料や13対1以下の場合は8時間以上で、夜勤従事者に該当します。

> 勤務シフト上の夜勤勤務に従事したかどうかは、施設基準要件上の「夜勤従事者」のカウントには関係ありません。日勤・早出・遅出など、勤務表上は1日も夜勤をしていない者でも、上記の条件を満たせば施設基準要件上の「夜勤従事者」としてカウントできます。

夜勤時間帯の設定によって夜勤時間帯の勤務時間数が変わり、夜勤従事者として計上が可能な場合があります（**図表4-6-5**）。

図表4-6-5 夜勤時間帯の検討例

就業規則の日勤勤務時間が8:00〜16:30、週5日、日勤のみの勤務の看護職員の場合

① 医療機関で設定した夜勤時間帯が16:00〜8:00

病棟日勤	8:00〜16:00	8時間
病棟夜勤	16:00〜16:30	0.5時間

月の夜勤勤務時間＝0.5時間×週5日×4週＝10時間

月の夜間勤務時間が16時間に満たず、夜勤従事者にならない

② 医療機関で設定した夜勤時間帯が17:00〜9:00

病棟日勤	9:00〜16:30	7.5時間
病棟夜勤	8:00〜9:00	1.0時間

月の夜勤勤務時間＝1.0時間×週5日×4週＝20時間

月の夜勤勤務時間が16時間以上で、夜勤従事者に計上できる

第4章 様式9の作成上のルール：確認と検証

> 「短時間正職員制度」とは
>
> 　育児や介護と仕事を両立したいなど、さまざまな事情でフルタイムで働けない人材などに対して、勤務時間や勤務日数をフルタイム正社員より短くしながら活躍してもらうための制度です。短時間正職員制度は、有期契約のパートタイマーとは違い、無期労働契約で、基本給や退職金などの算定方法が、フルタイムの正職員と同等になります。ワーク・ライフ・バランスの実現につながり、定着につなげることができます。
>
> 　短時間正職員（育児・介護による短時間勤務［週30時間以上］含む）は、月あたりの夜勤時間数が12時間以上で夜勤従事者に含まれます。

Q 夜勤時間設定が16:30〜翌8:30の病院ですが、看護師不足もあり72時間の夜勤時間がぎりぎりの月が多いです。どのような検討を行うとよいですか？

A (1) 夜勤時間帯の変更は、同一の入院基本料単位かつ月単位で行うことができます。病院にとって一番最適な夜勤時間帯設定を把握するために、いくつかのパターンを様式9上で確認してください。
そのなかで日勤勤務のみの看護要員が夜勤従事者に該当することにより、月平均夜勤時間が改善されるケースを探す方法があります。
下記は、日勤のみの勤務の者で、勤務時間8:00〜16:30、月勤務日数20日の場合の検討例です。

夜勤時間帯の設定	病棟日勤	病棟夜勤
現行 16:30〜翌8:30	8時間（8:30〜16:30）	0.5時間（8:00〜8:30）
① 16:00〜翌8:00	8時間（8:00〜16:00）	0.5時間（16:00〜16:30）
② 17:00〜翌9:00	7.5時間（9:00〜16:30）	1時間（8:00〜9:00）
③ 17:30〜翌9:30	7時間（9:30〜16:30）	1.5時間（8:00〜9:30）

- ① 0.5時間×20日＝10時間　　→16時間以下のため夜勤従事者にならない
- ② 1時間×16日＝16時間　　　→勤務日数16日以上で夜勤従事者として可能
- ③ 1.5時間×11日＝16.5時間　→勤務日数11日以上で夜勤従事者として可能

（2）夜勤時間帯の勤務が 16 時間あれば、夜勤従事者にカウントが可能ですので、変則日勤の導入や短時間正職員や夜勤専従者の活用で、夜勤時間帯の勤務時間が月 16 時間になるような工夫を検討してはいかがでしょうか？

下記は、夜勤時間帯を 17:00～翌 9:00 に変更し、変則日勤や短時間正職員を活用した場合の例です。

【例：変則日勤】

勤務時間	様式 9 計上時間		
①7:45～16:15	夜勤時間（7:45～9:00） 1 時間 15 分（1.25）	1.25 時間×13 日 ＝16.25 時間	＊月 13 日以上で夜勤従事者として可能
②8:00～16:30	夜勤時間（8:00～9:00） 1 時間	1 時間×16 日 ＝16 時間	＊月 16 日以上で夜勤従事者として可能
③10:30～19:00	夜勤時間（17:00～19:00） 2 時間	2 時間×8 日 ＝16 時間	＊月 8 日以上で夜勤従事者として可能

- ①～③を組み合わせた勤務の勤務割り振りの検討が可能
- 勤務①②は、勤務の終了時間を繰り上げることで、短時間正職員も夜勤従事者としてカウントが可能

【例：短時間正職員：月 12 時間で夜勤従事者】

- ①の場合：月 10 日以上の勤務で夜勤従事者として可能。1.25 時間× 10 日＝ 12.5 時間
- ②の場合：月 12 日以上の勤務で夜勤従事者として可能。1 時間× 12 日＝ 12 時間

①と②～③を組み合わせた勤務の勤務割り振りの検討が可能です。

2 夜勤従事者数と月延べ夜勤時間数に含まないもの

- 当該病棟での月の夜勤時間数合計が 16 時間に満たない者（短時間正職員は 12 時間に満たない者、地域一般入院料・13 対 1 以下の届出病棟では 8 時間に満たない者）
- 夜勤専従者の夜勤時間数

夜勤専従者とは

　夜勤専従者とは専ら夜勤帯に勤務する職員で、夜勤専従者の夜勤時間数は、延べ勤務時間数と夜勤従事者数から除外されます。

　夜勤専従者の人数や勤務時間数についての規定はありませんが、入院基本料の施設基準の通則で「夜勤専従者の夜勤時間については、夜勤による勤務負担が過重とならないよう十分配慮すること」とされています。

　また、疑義解釈において、「勤務形態の多様化及び夜間の看護補助者の配置の普及等を踏まえ、夜勤専従者の所定労働時間を日勤及び夜勤の両方を行う看護職員と同等の週あたり 40 時間が可能となる。ただし、本人の希望や夜勤による身体への負担等を考慮し、柔軟な運用と配慮を行うことが望ましい（2012.3.30疑義解釈その 1）」と示され、夜勤専従者の配置には十分な配慮が必要です。

　夜勤専従者は日勤帯の勤務に制限があり、緊急やむをえない場合にかぎり月 1 回が限度とされています。日勤帯の勤務が 2 回以上の場合は、夜勤従事者数と総夜勤時間数に含まれ、平均夜勤時間数に影響するので、夜勤専従者の勤務状況を注意して把握・管理する必要があります。

　日本看護協会は、夜勤専従者の 1 カ月の時間数が 144 時間以内を目標とし、夜勤専従者の導入に際して次のポイントを示している[2] ので、参考にしてください。

①十分な健康管理（健診の実施、産業医の意見を聞く、健康状態によってはただちに夜勤専従者勤務を解除、等）

②相応の報酬の支給

③本人の選択が不可欠

　また、夜勤専従勤務の注意点として、「業務管理上も夜勤専従者の業務・責任が過重にならないような対策が不可欠」と事例を示しています。

例：夜勤専従者自身が同僚の負担にならずに夜勤追行可能な能力・経験があるかを判断すること

● 夜勤メンバーの構成上、夜勤専従者に責任が集中しない体制（准看護師、看護補助者との組み合わせで、ほかに看護師がいないなどは問題がある→准看護師、看護補助者は看護師の指示で業務を行うとされている）

● 夜勤時間帯の業務の整理など

3 兼務の場合のカウント

　病棟と病棟以外の部署を兼務する看護職員の夜勤従事者数は、病棟における夜勤時間数（勤務実績表「日付別の勤務時間数」の中段）を病棟における夜勤時間数と病棟以外の部署での夜勤時間数の合計（同上の下段）で割って算出します。

$$夜勤従事者数　=　\frac{夜勤時間帯に当該病棟で勤務をした時間}{夜勤時間帯に院内で勤務をした時間（病棟＋病棟外）}$$

兼務者の夜勤従事者数

　16時間以上の病棟夜勤時間がある場合は、兼務先での夜勤時間帯に勤務した時間数を含めた病院内で勤務した総夜勤数を分母にして、病棟で勤務した夜勤時間数を分子にした計算式により、人員を換算します。

・自病棟の夜勤時間数　　　　　　　　　63時間
・兼務先での夜勤時間帯の勤務時間数　　7時間
　の場合

$$自病棟での夜勤従事者数　=　\frac{63}{7 + 63}　=　0.9人$$

文献

1) 基本診療料の施設基準等及びその届出に関する手続きの取扱いについて. 別添7 様式9. 保医発0305 第5号. 令和6年3月5日.
https://www.mhlw.go.jp/content/12404000/001252053.pdf（2024年7月閲覧）
2) 日本看護協会ウェブサイト. 夜勤専従者の「過重負担」を防ぎましょう！.
https://www.nurse.or.jp/nursing/shuroanzen/jikan/pdf/kajyufutan.pdf（2024年7月閲覧）

7 加算に関する配置

> **1** 看護職員配置加算は、看護職員が不足していないかをつねに確認しておく

1 月平均1日あたり当該入院料の施設基準の最小必要人数以上の看護職員配置数

　地域包括ケア病棟入院料の看護職員配置加算は、地域包括ケア病棟入院料の看護配置基準である13対1以上の看護職員を配置していた場合の必要数を超えて配置した看護職員が50対1以上の場合に算定できます。

　「最小必要人数以上の看護職員配置数（実績）」は、当該病棟の暦月1カ月の看護職員の総勤務時間数から、看護配置基準13対1で必要とされる看護職員数の暦月1カ月の勤務時間数を、差し引いた勤務時間数から計算します（**図表4-7-1**[1]、4-7-2）。

$$\underset{\text{(小数点以下切り上げ)}}{\text{最小必要人数以上の看護職員配置数（必要数）}} = \frac{\text{1日平均入院患者数}}{50} \times 3$$

図表 4-7-1 月平均1日あたり当該入院料の施設基準の最小必要人数以上の看護職員配置数[1]

３．入院患者の数及び看護要員の数

⑤ 夜勤時間帯（16時間）＿＿＿＿＿時＿＿＿＿＿分 ～ ＿＿＿＿＿時＿＿＿＿＿分

⑥ 月平均夜勤時間数＿＿＿＿＿時間　〔（D－E）／B〕※小数点第2位以下切り捨て

⑦ 月平均1日当たり当該入院料の施設基準の最小必要人数以上の看護職員配置数＿＿＿＿＿人

　※小数点以下第2位以下切り捨て

　≪看護職員配置加算（A308-3 地域包括ケア病棟入院料の注3）を届け出る場合に記載≫

　（参考）最小必要数以上の看護職員配置数（必要数）：＿＿＿＿＿＝〔（A／50）×3〕※小数点以下切り上げ

図表 4-7-2　「月平均 1 日あたり当該入院料の施設基準の最小必要人数以上の看護職員配置数」の計算例

例
- 月の日数 30 日
- 1 日平均入院患者数（A）51 人
- 看護職員の月延べ勤務時間数 4,580 時間　の場合

① 最小必要数以上の看護職員配置数（必要数）
　　（ 51 人 ÷ 50 ） × 3 ＝ 3.06 → 4 人　※小数点以下切り上げ
　　　↑
　　1 日平均入院患者数

② 最小必要以上の看護職員の勤務時間数（必要数）
　　4 人 × 30 日 × 8 時間 ＝ 960 時間

③ 1 日看護職員配置数（最小必要数）
　　（ 51 人 ÷ 13 ） × 3 ＝ 11.76 → 12 人　※小数点以下切り上げ
　　　↑　　　　↑
　　1 日平均入院患者数　配置区分

④ 月あたりの看護職員配置数（必要数）の勤務時間数
　　12 人 × 30 日 × 8 時間 ＝ 2,880 時間
　　　↑　　　↑
　　　③　　月の日数

⑤ 看護職員の月延べ勤務時間数と、月あたりの看護職員配置（必要数）の勤務時間数（③）の差
　　4,580 時間 － 2,880 時間 ＝ 1,700 時間
　　　↑　　　　　↑
　　看護職員の月延べ勤務時間数　④

⑥ 最小必要人数以上の看護職員配置数
　　1,700 時間 ÷ （30 日 × 8 時間） ＝ 7.08 → 7.0 人　※小数点第 2 位以下切り捨て
　　　↑
　　　⑤

確認方法 1　⑥（7.0 人）が①（4 人）を超えているので、要件を満たしている

確認方法 2　⑤（1,700 時間）が②（960 時間）を超えているので、要件を満たしている

文献

1) 基本診療料の施設基準等及びその届出に関する手続きの取扱いについて．別添 7 様式 9．保医発 0305 第 5 号．令和 6 年 3 月 5 日．
https://www.mhlw.go.jp/content/12404000/001252053.pdf（2024 年 7 月閲覧）
2) 日本看護協会ウェブサイト．ナースのはたらく時間・相談窓口．
https://www.nurse.or.jp/question/nurse_consultation.html（2024 年 7 月閲覧）

8 看護補助者の配置

1. 入院基本料等加算の業務に従事する看護補助者は、「年1回の必要な院内研修」を受講した者が該当する
2. みなし看護補助者を除く施設基準があるので留意する
3. 急性期看護補助体制加算25対1は、みなし看護補助者を除く看護補助者の配置が5割以上と5割未満で、診療報酬の評価が異なる

1 看護補助者の研修

　様式9の勤務実績表に計上する入院基本料等加算の業務に従事する看護補助者は、「看護補助者に必要な院内研修」を受ける必要があります。**図表4-8-1**[1] の項目を含む研修を受講していない看護補助者は、様式9の勤務実績表に計上できません。

　また、研修を受けている時間を病棟勤務時間に算入することはできません。

　日本看護協会は、現場の看護要員の負担軽減・役割分担を目的にしたさまざまな取り組みを行っています。参照ください。

看護補助者との協働の推進（日本看護協会ウェブサイト）

https://www.nurse.or.jp/nursing/shift_n_share/nurse_aide/index.html

2 みなし看護補助者

　みなし看護補助者とは、看護補助者の配置を確認する場合に、入院基本料等の施設基準に定める必要数を超えて配置している看護職員を、看護補助者としてみなせることです。実際の「人員」ではなく、看護職員の病棟での総勤務時間数から、必要看護職員配置数の総勤務時間数を差し引いた時間数を、看護補助者の勤務時間数とみなすことです（**図表4-8-2**）。

なお、「みなし看護補助者を除く」とされる施設基準の項目があるので、留意しましょう（**図表4-8-3**）。

図表4-8-1 **看護補助者の院内研修の内容**[1]

> 看護補助業務に従事する看護補助者は、以下の基礎知識を習得できる内容を含む院内研修を年1回以上受講した者であること。
>
> なお、「ア」については、内容に変更がない場合は、2回目以降の受講は省略して差し支えない。
>
> （ア）医療制度の概要および病院の機能と組織の理解
> （イ）医療チームおよび看護チームの一員としての看護補助業務の理解
> （ウ）看護補助業務を遂行するための基礎的な知識・技術
> （エ）日常生活にかかわる業務
> （オ）守秘義務、個人情報の保護
> （カ）看護補助業務における医療安全と感染防止　等

適時調査では、研修の内容・開催日・受講者名簿が確認される。

図表4-8-2 **みなし看護補助者を含む看護補助者の時間数の計算式**

みなし看護補助者を含む看護補助者の勤務時間数 ＝ 看護補助者のみの勤務時間数 ＋ （看護職員の総勤務時間数 － 必要看護職員配置数の総勤務時間数）

みなし看護補助者の勤務時間数

図表4-8-3 **みなし看護補助者を除く要件の項目（一部抜粋）**[1]

- A106 障害者施設等入院基本料　注9 看護補助加算および看護補助体制充実加算（夜勤を行う看護補助者）
- A207-3 急性期看護補助体制加算　25対1 急性期看護補助体制加算（看護補助者5割以上）
- A207-3 急性期看護補助体制加算　注2 夜間急性期看護補助体制加算
- A214 看護補助加算　注2 夜間75対1看護補助加算
- A308-3 地域包括ケア病棟入院料　注4 看護補助者配置加算

「当該病棟において、みなし看護補助者を除いた看護補助者の比率が5割以上であること」の選択項目がある「夜間における看護業務の負担軽減に資する業務管理等」が施設基準にある項目

※選択肢10項目のうちの1つ。施設基準によって満たさなければならない項目数が異なる。

- A106 障害者施設等入院基本料　注10 夜間看護体制加算
- A207-3 急性期看護補助体制加算 注3 夜間看護体制加算
- A207-4 看護職員夜間12対1配置加算1および看護職員夜間16対1配置加算1
- A214 看護補助加算 注3 夜間看護体制加算
- A304 地域包括医療病棟入院料 注5 看護補助体制加算

3　看護補助者 5 割以上・5 割未満

　急性期看護補助体制加算 25 対 1 では看護補助者の配置を評価した加算として、みなし看護補助者を除く看護補助者の配置が 5 割以上で、診療報酬の評価が異なります。

4　月平均 1 日あたり看護補助者夜間配置数

　月平均 1 日あたりの看護補助者夜勤配置数は、夜間の看護補助者配置に関する加算（看護補助加算、障害者施設等入院基本料の注 9 看護補助加算・看護補助体制充実加算、夜間急性期看護補助体制加算、看護補助加算の注 2 夜間 75 対 1 看護補助加算）の確認に用います。

　看護補助者の夜間配置数は、みなし看護補助者の夜勤時間数は含めず、看護補助者のみの月延べ夜勤時間数を用いて計算します（**図表 4-8-4**）。

図表 4-8-4　月平均 1 日あたり看護補助者夜間配置数の計算式

$$夜間看護補助者配置数（必要数） = \frac{1 日平均入院患者数}{配置区分}$$

$$月平均 1 日あたり夜間看護補助者配置数 = \frac{看護補助者のみの月延べ夜勤時間数}{暦月の日数 \times 16}$$

文献

1）基本診療料の施設基準等及びその届出に関する手続きの取扱いについて. 別添 7 様式 9. 保医発 0305 第 5 号. 令和 6 年 3 月 5 日.
https://www.mhlw.go.jp/content/12404000/001252053.pdf（2024 年 7 月閲覧）

9 主として事務的業務を行う看護補助者

■1 事務的業務を行う看護補助者は 200 対 1 まで様式 9 に計上できる
■2 保育士も看護補助者として計上することが可能な場合がある

1 200 対 1 以下の基準

　主として事務的業務を行う看護補助者は、総勤務時間数のうち事務的業務が 5 割以上の看護補助者が対象となります（みなし看護補助者は認められていません）。

　また、主として事務的作業を行う看護補助者を配置する場合は、200 対 1 までの配置を限度として様式 9 へ記載します（**図表 4-9-1**[1]、**4-9-2**[1]）。

　主として事務的作業を行う看護補助者の事務的業務の内容は、**院内規定**で定めておく必要があります。施設基準において「院内規程」で定めるとされているものは、病院長により最終承認がされているものです。適時調査でも指摘されるので留意しましょう。

2 その他の職種も看護補助者に算入

　小児病棟または特殊疾患入院施設管理加算を算定している病棟などで、小児患者の保育にあたっている保育士は、看護補助者として計上することができます。

　ただし、小児入院医療管理料の注 2 の加算・注 4 の加算（プレイルーム加算）で届け出ている保育士は計上できません。

第4章　様式9の作成上のルール：確認と検証

図表 4-9-1 月平均1日あたりの主として事務的業務を行う看護補助者配置数の計算式[1]

３．入院患者の数及び看護要員の数

⑧　月平均1日当たり看護補助者配置数＿＿＿＿＿＿＿人　　※小数点以下第2位以下切り捨て

　　≪看護補助加算・看護補助体制充実加算（A106 障害者施設等入院基本料の注9）、A207-3 急性期看護補助体制加

　　算、A214 看護補助加算、看護補助者配置加算・看護補助体制充実加算（A308-3 地域包括ケア病棟入院料の注4）

　　を届け出る場合に記載≫

　　（参考）1日看護補助者配置数（必要数）：＿＿＿＿＝〔（A／配置区分の数）×3〕※小数点以下切り上げ

⑨　月平均1日当たり看護補助者夜間配置数＿＿＿＿＿＿＿人　　※小数点以下第2位以下切り捨て

　　≪看護補助加算・看護補助体制充実加算（A106 障害者施設等入院基本料の注9）、A207-3 夜間急性期看護補助体

　　制加算、A214 夜間75対1看護補助加算を届け出る場合に記載≫

　　（参考）夜間看護補助者配置数（必要数）：＿＿＿＿＝〔A／配置区分の数〕※小数点以下切り上げ

⑩　月平均1日当たりの主として事務的業務を行う看護補助者配置数＿＿＿＿＿＿＿人　〔F／（日数×8）〕

　　※小数点第3位以下切り捨て

　　（参考）主として事務的業務を行う看護補助者配置数（上限）：＿＿＿＿＝〔（A／200）×3〕

　　※小数点第3位以下切り捨て

図表 4-9-2 看護補助者の様式9記載方法[1]

４．勤務実績表

種別[1]	番号	病棟名	氏名	雇用・勤務形態[2]	看護補助者の業務[3]	夜勤の有無		日付別の勤務時間数[6]					月延べ勤務時間数	（再掲）月平均夜勤時間数の計算に含まない者の夜勤時間数[7]
						（該当する一つに○）[4]	夜勤従事者数[5]	1日曜	2日曜	3日曜	……	日曜		
看護補助者				常勤・短時間・非常勤・兼務	事務的業務	有・無・夜専								
				常勤・短時間・非常勤・兼務	事務的業務	有・無・夜専								

〔記載上の注意〕
　※1　看護師及び准看護師と看護補助者を別に記載すること。なお、保健師及び助産師は、看護師の欄に記載すること。
　　　看護部長等、専ら病院全体の看護管理に従事する者及び外来勤務、手術室勤務、中央材料室勤務、当該保険医療機
　　　関附属の看護師養成所等、病棟以外のみに従事する者については、記載しないこと。
　※2　短時間正職員の場合は雇用・勤務形態の「短時間」に、病棟と病棟以外（外来等）に従事する場合又は病棟の業
　　　務と「専任」の要件に係る業務に従事する場合は、雇用・勤務形態の「兼務」に○を記入すること。
　※3　看護補助者について、延べ勤務時間のうち院内規定で定めた事務的業務を行った時間が占める割合が5割以上の
　　　者は「事務的業務」に○を記入すること。
　　　配置数の上限〔（A／200）×3〕を超える主として事務的業務を行う看護補助者は様式9に記載しないこと。

文献

1）基本診療料の施設基準等及びその届出に関する手続きの取扱いについて．別添7 様式9．保医発
　0305 第5号．令和6年3月5日．
　https://www.mhlw.go.jp/content/12404000/001252053.pdf（2024年7月閲覧）

10 様式9では確認できない看護の配置

1 一般病棟での夜勤は看護職員が常時2人以上必要
2 看護職員夜間配置加算では、配置区分で求められる配置数にかかわらず、夜勤を行う看護職員数が常時3人以上必要
3 届出時には、日々の看護配置数がわかる書類を添付する

1 夜間の看護職員数

　一般病棟では夜間の勤務は、病棟ごとに看護職員2人以上の配置が必要です（結核病棟と精神病棟も同様）。療養病棟では看護職員1人と看護補助者1人の計2人以上の配置です。いずれも、傾斜配置の対象とならず、適時調査では勤務表や看護日誌、様式9勤務実績表等で確認されます。

2 看護職員夜間配置加算の夜勤者数

　看護職員夜間配置加算の16対1、または12対1配置や特定入院料の常時配置の基準では、夜間配置（16対1または12対1）を満たしたうえで、各病棟で看護職員3人以上の配置が必要です。3交替勤務の場合には、1日の勤務のうちの準夜勤と深夜勤は同じ人数の配置が必要なので留意しましょう。

　日々の患者数に応じた看護職員の配置数は、様式9の2（または様式9の2に準じた書類）を作成し確認します（**図表4-10-1**）。

　看護職員夜間配置加算のほかにも、夜勤を行う看護要員の常時配置の人数の基準が設けられているものは、様式9の2（または様式9の2に準じた書類）の作成が必要です（**図表4-10-2**）。

第4章 様式9の作成上のルール：確認と検証

> 📎 **夜勤者数の最低必要数を満たしているか、確認が大事**
>
> 　夜勤時間帯に病棟を離れて別業務を行った場合など、必要人数が不足しないように注意が必要です。

図表 4-10-1 様式9の2　夜間看護職員配置状況

病棟名		1		2		16		17		30		31	
		深夜	準夜	深夜	準夜	深夜	準夜	深夜	準夜	深夜	準夜	深夜	準夜
（　）病棟	患者数												
	看護職員数												
（　）病棟	患者数												
	看護職員数												
（　）病棟	患者数												
	看護職員数												
（　）病棟	患者数												
	看護職員数												
合計	①患者数												
	②看護職員数												
	①／②												

> 患者数は、各時間帯の最大患者数を記載
>
> 看護職員数は、様式9、勤務表、看護日誌などと相違がないように確認
>
> 看護職員について、遅刻・早退・他部署勤務、会議へ出席等があった場合は、当該病棟に勤務しなかった時間がわかる別紙等を添付
>
> 小数点以下を切り上げる

療養病棟入院基本料の注12に掲げる「夜間看護加算」の届出を行う場合には、「看護職員」を「看護要員」と読み替え、看護補助者を含む配置数を記載する。

図表 4-10-2 様式9の2（または様式9の2に準ずる書類）の作成が必要な項目

A101	療養病棟入院基本料　注12 夜間看護加算
A207-4	看護職員夜間配置加算
A308-3	地域包括ケア病棟入院料　注7 看護職員夜間配置加算
A311	精神科救急急性期医療入院料　注4 看護職員夜間配置加算
A311-3	精神科救急・合併症入院料の注5　看護職員夜間配置加算

3 特定入院料の看護配置

　2対1や4対1など、看護師の24時間常時配置が求められる特定入院料（**図表4-10-3**）は、時間帯による傾斜配分はできず、日々の患者数と看護師の配置数を、勤務表や看護日誌などで確認します。遅刻や早退、他部署兼務、会議や研修などで、病棟で勤務を行わない者がいる時間帯での看護配置に注意が必要です。

　また、届出時には、直近1カ月の勤務実績および日々の入院患者数と看護配置数がわかる書類（様式9の2に準じた任意の書類）を添付します（**図表4-10-4**）。

図表 4-10-3 **病棟・治療室の日々の入院患者数等による看護職員の配置状況がわかる書類が必要な特定入院料**

救命救急入院料	看護師　常時4対1
特定集中治療室管理料	看護師　常時2対1
ハイケアユニット入院医療管理料1	看護師　常時4対1
ハイケアユニット入院医療管理料2	看護師　常時5対1
脳卒中ケアユニット入院医療管理料	看護師　常時3対1
小児特定集中治療室管理料	看護師　常時2対1
新生児特定集中治療室管理料1・2	看護師　常時3対1
新生児特定集中治療室重症児対応体制強化管理料	助産師または看護師　常時2対1
総合周産期特定集中治療室管理料	助産師または看護師　常時3対1
新生児治療回復室入院医療管理料	助産師または看護師　常時6対1

第4章 様式9の作成上のルール：確認と検証

図表 4-10-4 日々の入院患者数と看護職員の配置状況がわかる書類の例

特定集中治療室管理料1（常時2対1）届出病床が16床の場合

6月	1日	2日	3日	4日	5日	6日	……
患者数	14	14	15	14	14	16	……
看護師数 日勤	10	10	11	10	9	11	……
看護師数 準夜	8	9	9	8	8	9	……
看護師数 深夜	8	8	8	8	8	9	……

遅刻・早退・他部署勤務があった看護職員については、当該治療室等に勤務しなかった時間がわかる別紙等を添付
- 看護日誌等と相違がないように！
- 病棟を離れた場合は要注意！

Q 特定集中治療管理料1（2対1）やハイケアユニット入院医療管理料1（4対1）で、他部署への応援を行った場合について注意すべきことを教えてください。

A 特定集中治療管理料1（2対1）やハイケアユニット入院医療管理料1（4対1）などの治療室単位で届出をする特定入院料は、看護配置に係る入院患者数の取り扱いが入院基本料と違います。一般病棟は直近1年間の平均入院患者数ですが、特定入院料はその日ごとの実入院患者に対する看護配置基準を治療室単位で24時間常時満たす必要があります。傾斜配置は認められませんが、配置基準を超える余剰配置の人員が応援にいくことは可能です。

11 複数による確認体制の整備

> **1** 様式 9・勤務実績表は、複数の確認体制で作成する
> **2** 病棟勤務時間に計上できない時間を正しく除外しているか確認する
> **3** 勤務実績表の根拠になる勤務状況のわかる資料を日ごろから管理する
> **4** 様式 9・勤務実績表の管理にも注意が必要

様式 9 作成にあたっての確認方法と、確認が必要なポイントをまとめて説明します。

1 複数の目で確認

看護職員の配置や勤務時間計算の誤りは、入院基本料等の診療報酬の返還という事態になることもあります。様式 9 の勤務実績表に、勤務表や除外する時間が正確に反映されているかなどを、当該病棟ごとに、また、看護部、事務部で相互にチェックするなど複数の目で確認しましょう。

勤務表作成者は、勤務表作成時に様式 9 で当該病棟の勤務時間延べ数の予定を確認するなど、勤務表を適切に作成し、病棟の適正な人員管理に結びつけてください。

2 病棟勤務時間の確認

病棟勤務時間から除外する者や委員会等の出席時間を正しく除外できているか、確認しましょう。

- 病棟勤務時間に含められる委員会等と病棟勤務時間から除外する委員会等の違い
- 委員会等の議事録との整合性
- 遅刻・早退など病棟勤務していない時間を除外しているか
- 残業時間を除外しているか
- 兼務による他病棟や外来での勤務時間を除外しているか
- 兼務先での夜勤時間帯の勤務が勤務実績表の「総夜勤」（下段）に正しく記入されているか

3 第三者でも勤務状況がわかるように管理

　勤務時間を様式9上で管理するうえで、病棟からその日の勤務者の「誰が」「何の理由で」「何時間（分）」抜けたのかを、第三者が見てもわかる形で管理するのが望ましいとされています。日ごろから根拠を示せるように、以下を管理することが重要です。

- 勤務表（実績）
- 様式9・勤務実績表
- 病棟管理日誌・看護記録
- 委員会・会議一覧および議事録
- タイムカード

4 適時調査での主な指摘事項

　様式9は適時調査において重点的に調査されます。ここでは、地方厚生局のホームページに公開されている主な指摘事項を示します[1-5]。

　多くの保険医療機関で指摘されている事項ですので、勤務表および様式9・勤務実績表の作成にあたって、特に注意する必要があります。

1 全体

- 看護業務の管理に関する記録について、患者の移動、特別な問題をもつ患者の状態および特に行われた診療等に関する概要、看護要員の勤務状況ならびに勤務交代に際して申し送る必要のある事項等を、勤務帯ごとに適切に記載すること
- 勤務実績表と様式9の内容について、看護部、事務部で相互にチェックするなど、適切な管理に努めていない
- 夜勤時間数を4週間単位で算出する場合に、計算に含まない日がないよう、連続する4週間ごとに作成していない
- 入院基本料などに係る勤務実績表（様式9）へ看護要員の勤務時間数を計上するにあたり、算出根拠となる記録を残すこと

2 申し送り時間の取り扱い

- 申し送り時間にかかる病棟勤務時間の計上が誤っている
- 申し送り時間を控除する場合に、実際に申し送りをする者以外の時間についても控除している

3 他部署での勤務の取り扱い

- 勤務表に対応した勤務時間を適切に計上していない
- 勤務計画を変更しているにもかかわらず、変更前の勤務時間を計上している
- パートの看護要員について、病棟勤務時間ではなく出退勤時間を計上している
- 勤務実績表について、勤務実績および会議出席等との齟齬が確認されたので、看護要員の勤務実績を確認のうえ、毎月適切に管理し正確に作成すること
- 他部署勤務、会議または欠勤など、病棟において実際に入院患者の看護にあたっている時間以外の時間を病棟勤務時間に含めている
- 各種会議研修等（医療安全、院内感染防止対策および褥瘡対策に係る委員会、医療安全の研修や身体的拘束最小化の業務にかかるものを除く）に出席した時間を病棟勤務時間に含めている

4 1日看護職員配置必要数と必要勤務時間数の計算

- 月平均1日あたり看護配置数の計算が誤っている
- 入院基本料を算定する病棟における看護要員の配置について、必要な職種が配置されていない、または配置されていない時間帯がある
- 勤務表に対応した勤務時間が計上されていない（勤務表からの転記誤り）
- 勤務計画を変更しているにもかかわらず、変更前の勤務時間を計上している
- 他部署勤務、会議または欠勤など、病棟において実際に入院患者の看護にあたっている時間以外の時間を病棟勤務時間に含めている
- 申し送り時間にかかる病棟勤務時間の計上が誤っている
- 看護職員中の看護師の比率の計算に誤りがある

第4章 様式9の作成上のルール：確認と検証

5 1日平均入院患者数、平均在院日数の算出

- 1日平均入院患者数の算出期間が誤っている
- 1日平均入院患者数の計算対象とする入院患者数が誤っている
- 平均在院日数について適正に計算すること
- 入院基本料に係る平均在院日数の対象患者について、通知に基づいた者を対象としていない
- 平均在院日数について、原則として直近3カ月間を算出期間とすること
- 平均在院日数について、基準を満たせていないので、速やかに変更の届出を行うこと

6 月平均夜勤時間数の計算

- 病棟勤務者の様式9への時間計上について、夜勤専従者の計上誤りがあるため改めること
- 病棟と外来等を兼務する看護職員の夜勤時間および夜勤従事者数の計上に誤りがある
- 夜勤専従者ではない看護職員を夜勤専従者として計上している
- 専ら夜勤時間帯に従事する者（夜勤専従者）が、夜勤従事者数に計上されている
- 夜勤従事者数の計算が、総夜勤時間数との時間割比例計算となっていない

7 月平均1日あたり当該入院料の施設基準の最小必要人数以上の看護職員配置数

- 地域包括ケア病棟入院基本料の注3に掲げる看護職員配置加算について、1日に看護を行う看護職員の数は、常時、当該病棟または病室を含む病棟の入院患者の数が50またはその端数を増すごとに1以上配置されていることが必要であるが、看護職員が不足している状況が確認されたため、体制を整備すること

8 夜間の看護職員数

- 急性期一般入院料について、夜勤については看護師1を含む2以上の数の看護職員が行っていないことを確認したので、改善すること（①准看護師2名により夜勤を行っている日がある／②夜勤を行う看護職員2名のうち1名が救急外

147

来に係る業務を行っている日がある)

- 精神病棟入院基本料の特別入院基本料を算定する各病棟における夜勤について、常時2以上の看護要員（看護職員の数は1以上）を配置していない
- 回復期リハビリテーション病棟入院料1・2を算定する病棟における夜勤について、2以上の数の看護職員が配置されていないので、速やかに変更の届出を行うこと
- 看護職員夜間配置加算の算定対象病棟において、夜間に看護を行う看護職員の数を3以上配置すること
- 看護職員夜間12対1配置加算1について、当該病棟において、夜間に看護を行う看護職員の数が、常時、当該病棟の入院患者の数が12またはその端数を増すごとに1に相当する数以上となっていない

⑨ 看護補助者の配置

- 看護補助業務に従事する看護補助者は、規定されている基礎知識を習得できる内容を含む院内研修を年1回以上受講した者であることに留意する
- 看護補助者の業務範囲について、院内規定を定め、個別の業務内容を文書で整備すること

⑩ 主として事務的業務を行う看護補助者の配置

- 事務職員の勤務時間を看護補助者の勤務時間として計上している
- 主として事務的業務を行う看護補助者の勤務時間の計上に誤りがある
- 主として事務的業務を行う看護補助者の配置について、常時、当該病棟の入院患者の数が200またはその端数を増すごとに1以下の配置となっていないので改めること
- 主として事務的業務を行う看護補助者の数を計上するにあたって、院内規程に、看護補助者が行う事務的業務の内容が規定されていない

第4章 様式9の作成上のルール：確認と検証

5 注意が必要なポイント一覧

図表4-11-1 は、様式9の項目の、データの抽出期間と小数点処理を一覧にまとめたものです。このように、項目によって抽出期間や小数点処理が異なりますので、注意してください。

図表4-11-2 は、夜間看護配置の要員数をまとめたものです。

図表4-11-1 データ抽出期間と小数点処理一覧

	データ抽出期間	計算式の小数点処理
1日平均入院患者数	直近1年	小数点以下切り上げ
月平均1日あたり看護職員数	暦月1カ月	（実績値）小数点第2位以下切り捨て （必要数）小数点以下切り上げ
看護職員中の看護師の比率	暦月1カ月	—
平均在院日数	直近3カ月	小数点以下切り上げ
夜勤時間帯	病院で決める任意の時間帯 （午後10時から翌5時を 含めた連続する16時間）	—
月平均夜勤時間数	1カ月間または4週間	小数点第2位以下切り捨て
月平均1日あたり当該入院料の 施設基準の最小必要人数以上の 看護職員配置数	暦月1カ月	（実績値）小数点第2位以下切り捨て （必要数）小数点以下切り上げ
月平均1日あたり看護補助者配 置数	暦月1カ月	（実績値）小数点第2位以下切り捨て （必要数）小数点以下切り上げ
月平均1日あたり看護補助者夜 間配置数	暦月1カ月	（実績値）小数点第2位以下切り捨て （必要数）小数点以下切り上げ
月平均1日あたりの主として事 務的業務を行う看護補助者配置 数	暦月1カ月	（実績値）小数点第3位以下切り捨て （必要数）小数点第3位以下切り捨て

149

図表 4-11-2 夜間看護要員配置の必要数

入院基本料等	夜勤の看護要員必要数
A100 一般病棟入院基本料	看護職員 2 人以上
A102 結核病棟入院基本料 A103 精神病棟入院基本料 A104 特定機能病院入院基本料 A105 専門病院入院基本料 　の 7 対 1 入院基本料・10 対 1 入院基本料・ 　13 対 1 入院基本料	看護職員 2 人以上
A101 療養病棟入院基本料	看護職員 1 人を含む看護要員 2 人以上
A101 療養病棟入院基本料 　注 12 夜間看護加算	看護職員 1 人を含む看護要員 3 人以上
A106 障害者施設等入院基本料	看護師 1 人を含む看護職員 2 人以上 ※ 15 対 1 入院基本料は看護職員 2 人以上
A108 有床診療所入院基本料　注 6 夜間配置加算 1	看護職員 1 人含む看護要員 2 人以上
A108 有床診療所入院基本料　注 6 夜間配置加算 2	看護職員 1 人以上
A207-4 看護職員夜間 12 対 1 配置加算 1・2	看護職員 12 対 1 かつ 3 人以上
A207-4 看護職員夜間 16 対 1 配置加算 1・2	看護職員 16 対 1 かつ 3 人以上
A211 特殊疾患入院施設管理加算	看護職員 1 人を含む看護要員 2 人以上
A226-3 有床診療所緩和ケア診療加算	看護職員 1 人以上
A228 精神科応急入院施設管理加算	看護職員 1 人を含む看護要員 2 人以上
A300 救命救急入院料	看護師　常時 4 対 1
A301 特定集中治療室管理料	看護師　常時 2 対 1
A301-2 ハイケアユニット入院医療管理料 1	看護師　常時 4 対 1
A301-2 ハイケアユニット入院医療管理料 2	看護師　常時 5 対 1
A301-3 脳卒中ケアユニット入院医療管理料	看護師　常時 3 対 1
A301-4 小児特定集中治療室管理料	看護師　常時 2 対 1
A302 新生児特定集中治療室管理料	看護師　常時 3 対 1
A302-2 新生児特定集中治療室重症児対応体制強化 管理料	助産師または看護師　常時 2 対 1
A303 総合周産期特定集中治療室管理料	助産師または看護師　常時 3 対 1
A303-2 新生児治療回復室入院医療管理料	助産師または看護師　常時 6 対 1
A304 地域包括医療病棟入院料	看護職員 2 人以上
A305 一類感染症患者入院医療管理料	看護師　常時 2 対 1
A306 特殊疾患入院医療管理料	看護職員 1 人を含む看護要員 2 人以上
A307 小児入院医療管理料 1・2・3	看護師 2 人以上
A307 小児入院医療管理料 4・5	看護職員 2 人以上
A308 回復期リハビリテーション病棟入院料 1・2	看護職員 2 人以上

次ページに続く

前ページの続き

入院基本料等	夜勤の看護要員必要数
A308 回復期リハビリテーション病棟入院料 3・4・5	看護職員 1 人含む看護要員 2 人以上
A308-3 地域包括ケア病棟入院料　地域包括ケア入院医療管理料 1・2・3	看護職員 2 人以上
A310 緩和ケア病棟入院料	看護師 2 人以上
A311 精神科救急急性期医療入院料	看護師 2 人以上
A311 精神科救急急性期医療入院料　注 4 看護職員夜間配置加算	看護師 2 人以上かつ看護職員 16 対 1
A311-2 精神科急性期治療病棟入院料	看護師 1 人含む看護職員 2 人以上（看護補助者が夜勤を行う場合は看護師 1 人）かつ看護補助者 2 人以上（看護職員が夜勤を行う場合、2 人から当該職員の数を引いた数以上）
A311-3 精神科救急・合併症入院料	看護師 2 人以上
A311-3 精神科救急・合併症入院料　注 4 看護職員夜間配置加算	看護師 2 人以上かつ看護職員 16 対 1
A311-4 児童・思春期精神科入院医療管理料	看護師 2 人以上
A312 精神療養病棟入院料	看護職員 1 人を含む看護要員 2 人以上
A314 認知症治療病棟入院料 1	看護職員 1 人を含む看護要員 2 人以上
A314 認知症治療病棟入院料 2	看護職員 1 人以上
A315 精神科地域包括ケア病棟入院料	看護職員 2 人以上
A317 特定一般病棟入院料 1	看護師 1 人を含む看護職員 2 人以上
A317 特定一般病棟入院料 2	看護職員 2 人以上
A318 地域移行機能強化病棟入院料	看護職員 1 人を含む 2 人（※）以上 ※看護要員、作業療法士、精神保健福祉士
A319 特定機能病院リハビリテーション病棟入院料	看護職員 2 人以上

文献

1) 北海道厚生局. 令和 5 年度 施設基準等の適時調査に係る指摘事項の概要. https://kouseikyoku.mhlw.go.jp/hokkaido/000342874.pdf（2024 年 9 月閲覧）
2) 関東信越厚生局. 令和元年度に実施した適時調査において 保険医療機関に改善を求めた主な指摘事項. https://kouseikyoku.mhlw.go.jp/kantoshinetsu/gyomu/gyomu/hoken_kikan/020914_001.pdf（2024 年 9 月閲覧）
3) 近畿厚生局. 個別指導及び適時調査において保険医療機関等に改善を求めた主な指摘事項（令和 2 年度分まで）. https://kouseikyoku.mhlw.go.jp/kinki/iryo_shido/kobetsushitekijikou.html（2024 年 7 月閲覧）
4) 中国四国厚生局. 適時調査において保険医療機関に改善を求めた主な指摘事項について. https://kouseikyoku.mhlw.go.jp/chugokushikoku/chousaka/chousaka03.html（2024 年 7 月閲覧）
5) 九州厚生局. 個別指導及び適時調査において保険医療機関等に改善を求めた主な指摘事項について. https://kouseikyoku.mhlw.go.jp/kyushu/shinsei/shido_kansa/shitei_kijun/000296689.pdf（2024 年 7 月閲覧）

⑫ 様式9・勤務実績表作成の具体例

> **1** 勤務シフトの日勤勤務も、夜勤時間帯での勤務は病棟夜勤に計上する
> **2** 日をまたぐ夜勤勤務の場合は、24時を境として2日に分けて記入する
> **3** 申し送り時間は、送る側と受け取る側の両方の勤務時間に含めることも可能
> **4** 会議や研修、専任業務で病棟を離れた時間は、当該病棟勤務時間から除く
> **5** 当該病棟以外の夜勤時間帯の勤務時間は、総夜勤（下段）に計上する
> **6** 他部署と兼務する者（夜勤時間帯の勤務が16時間以上の者）の夜勤従事者数は、病棟夜勤（中段）を総夜勤（下段）で割って計算する

　ここでは、様式9・勤務実績表作成において勤務時間数・看護要員数の計算方法や間違いやすいポイントを、具体例に沿って説明します。

1　日付別の勤務時間数

　「4. 勤務実績表」の「日付別の勤務時間数」の欄には、暦日（0時から24時まで）での病棟勤務時間数を記載します。記載のポイントを具体的な事例で説明します。

❶ 日勤シフトで勤務時間が夜勤時間帯にかかる場合

　一例として、**図表4-12-1** をご覧ください。

　看護師Aさんが勤務する病院では、夜勤時間帯を16:30〜翌8:30と設定しています。これは施設基準で定める夜勤時間帯（22:00〜翌5:00）を含めた連続した16時間です。

　看護師Aさんの勤務表は、1日が「日勤」となっており、この日は病棟日勤として9時間の勤務をしました。勤務時間は8:30〜17:30です。看護師Aさんの病院は16:30から夜勤時間帯になりますので、16:30〜17:30の1時間は夜勤時間に該当します。

これを様式9の「日付別の勤務時間数」に記入すると、上段（病棟日勤）が「8.0」、中段（病棟夜勤）が「1.0」、下段（総夜勤）も「1.0」となります。

図表 4-12-1 看護師Aさんの勤務、日勤と夜勤の場合

病院で設定する夜勤時間帯	16:30～翌 8:30	16 時間
病棟日勤	8:30～17:30	9 時間
病棟夜勤	16:30～翌 9:00	16.5 時間
申し送り時間	除外なし	

勤務表	1日	2日	3日
Aさん	日勤	夜勤入り	夜勤明け

	勤務時間数		
	1日	2日	3日
病棟日勤	8.0	0.0	0.5
病棟夜勤	1.0	7.5	8.5
総夜勤	1.0	7.5	8.5

24 時を境に分けて記入

①施設基準で定める夜勤時間帯 22:00～翌 5:00

病院で設定する夜勤時間帯（①の時間帯を含む連続した 16 時間）16:30～翌 8:30

1日 病棟日勤勤務時間（9.0 時間）8:30～17:30（8.0）（1.0）

2日～3日 病棟夜勤勤務時間（16.5 時間）16:30～翌 9:00（7.5）（8.5）0.5

② 勤務が日をまたぐ場合

同じ看護師Aさんの2日の勤務表は「夜勤入り」となっており、実際に病棟で夜勤をした勤務時間は 16:30～翌 9:00 でした。Aさんの夜勤時間数は 16.5 時間ですが、24 時（0 時）を境に日をまたいだ勤務となるので、「日付別の勤務時間数」は2日間にかけて記入します。

2日は病棟で日勤をしていないので上段が「0.0」、中段の病棟夜勤が「7.5」で、下段の総夜勤も「7.5」と記入します。

そして3日の 0:00～翌 9:00 の勤務は、夜勤時間帯が 16:30～翌 8:30 ですから、翌 8:30～9:00 の 30 分が日勤帯の勤務ですので、上段（病棟日勤）に「0.5」、0:00～8:30 の勤務について中段（病棟夜勤）と下段（総夜勤）に、それぞれ「8.5」と記入します。

3 申し送り時間の計上の有無

申し送り時間は、下記のいずれかを選択することが可能です。

> ①申し送る側・受ける側とも勤務時間数に含める
> ②申し送る側の勤務時間数から除外し、受ける側は勤務時間数に含める

図表4-12-2の例では、②を選択した場合、日勤者が申し送りを行う17:00～17:30の時間は、夜勤時間帯にかかっているので、病棟夜勤（中段）・総夜勤（下段）から30分除外することとなります。また、夜勤者が申し送りを行う8:30～9:00の時間は日勤時間帯なので、病棟日勤（上段）から30分除外することとなります。除外する時間や日勤・夜勤の段を間違えてしまうと、月平均夜勤時間数や看護配置数に影響を及ぼすので、注意が必要です。

図表4-12-2 勤務の引き継ぎのための申し送り時間の取り扱い例

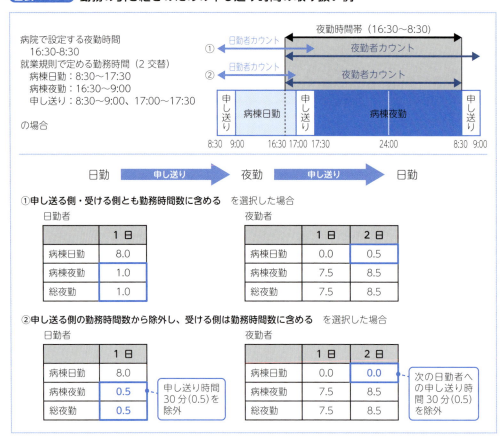

4 外来日勤応援の場合

図表 4-12-3 は看護師 B さんの場合です。2 日の勤務表は外来日勤となっており、8:30～17:30 の勤務時間です。当該病棟以外の部署と兼務する場合は、勤務時間のうち、日勤帯の勤務は病棟での勤務ではないので計上しませんが、夜勤時間帯の勤務時間は勤務実績表の総夜勤時間に記入します。16:30 からが病院で設定している夜勤時間帯ですから、16:30～17:30 の 1 時間は夜勤時間帯にかかっているので、勤務時間数の下段（総夜勤）に「1.0」、上段（病棟日勤）と中段（外来日勤）に、それぞれ「0.0」と記入します。

5 救急外来応援の場合

次に看護師 C さんの場合です（**図表 4-12-4**）。1 日の勤務表は「夜勤入り」でしたが、救急外来での応援をするため、16:30～20:00 の 3.5 時間の勤務をしてから病棟夜勤に入りました。病棟の夜勤勤務は 20:00～9:00 になり、日をまたぐ勤務ですので、24 時（0 時）を境に 1 日と 2 日に分けて記入します。この場合、1 日は、上段（病棟日勤）が「0.0」、中段（病棟夜勤）は 24 時の境までなので 20:00～24:00 の 4 時間の「4.0」、そして下段（総夜勤）は救急外来で応援した 3.5 時間が病院で設定する夜勤時間帯に該当するため、3.5 時間と 4.0 時間を合わせて「7.5」となります。

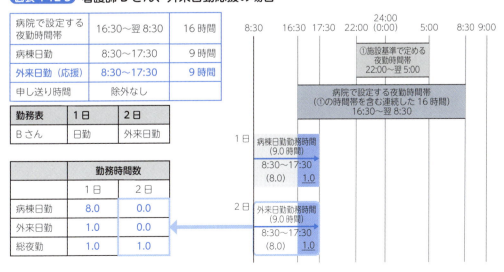

図表 4-12-3　看護師 B さん、外来日勤応援の場合

2日は、0:00〜9:00の勤務になりますが、8:30〜9:00の30分が日勤帯なので、上段（病棟日勤）に「0.5」、夜勤時間帯の0:00〜8:30の勤務を中段（病棟夜勤）と下段（総夜勤）に、それぞれ「8.5」と記入します。

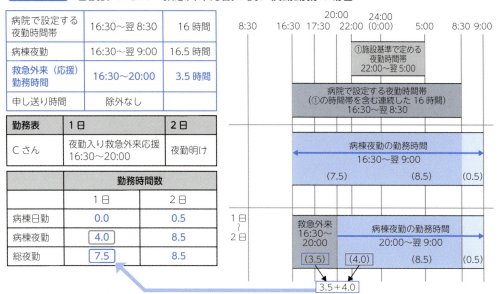

図表 4-12-4 看護師Cさん　救急外来応援の後、夜勤勤務の場合

6 日勤（師長会議出席）・管理当直の場合

最後に看護管理者の例を紹介します。**図表 4-12-5** をご覧ください。看護師長Dさんの勤務表は、1日が「日勤」、2日が「管理夜勤入り」、3日が「管理夜勤明け」です。

1日の勤務は、病棟での勤務時間が8:30〜17:30の9時間ですが、15:00〜16:00に師長会議に出席しました。様式9に計上しないものに「会議」がありますので、9時間の病棟勤務時間から会議に出席した1時間を引いて、8時間となります。勤務時間数は上段（病棟日勤）が8:30〜15:00と16:00〜16:30の「7.0」、中段（病棟夜勤）と下段（総夜勤）がそれぞれ16:30〜17:30の「1.0」となります。

続いて、管理当直として2日に夜勤入り、3日に夜勤明けの場合です。「管理当直」については、労働基準監督署へ「断続的な宿直または日直勤務許可申請」の届出を行っている場合は「勤務」の扱いではないので、勤務実績表への計上の対象にはなりません。すべての段は「0」を記入します。なお、適時調査など「緊急で病棟で勤務し

た場合については、その時間を様式9に計上してよい」との見解が示された例もあるので、取扱いについては、管轄の厚生局へ問い合わせるのがよいでしょう。

この例では「断続的な宿直または日直勤務許可申請」を行っており、かつ、当直中の病棟応援の勤務はないとします。

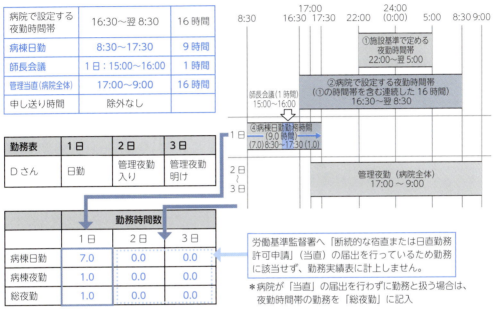

図表 4-12-5　看護師長Dさん、日勤（師長会議出席）と管理当直の場合

2 夜勤従事者数の計算

❶ 1つの病棟だけでの勤務の場合

まず、**図表 4-12-6** のように、1 つの病棟での勤務だけの場合は、中段の病棟夜勤（①）と下段の総夜勤（②）は同じ時間数で、夜勤従事者は①÷②で 1.00 人です。このように、ほかの病棟や外来等での兼務がない場合は、①と②が同じ時間数になります。

❷ 入院基本料が異なる2つの病棟を兼務する場合

次に、入院基本料が異なる 2 つの病棟を兼務する場合の夜勤従事者の換算方法です。

様式9の勤務実績表の作成には、次の点に注意が必要です。

- **応援元**：応援当日は、応援先での夜勤時間帯の勤務時間を「総夜勤（下段）」に記入する
- **応援先**：応援当日は、勤務時間を病棟勤務時間として勤務実績表に記入し、応援日以外は、応援元の夜勤時間帯の勤務時間を「総夜勤（下段）」に記入する

図表4-12-7は、一般病棟所属の看護師が療養病棟へ応援を行った場合の例です。暦月の夜勤時間数が、A病棟（一般病棟）で64.50時間（③）、C病棟（療養病棟）で19.50時間（⑤）、総夜勤が83.50時間（④、⑥）の場合です。この月は、A病棟（一般病棟）での夜勤従事者数としてのカウントは、③÷④で0.77人に換算されます。C病棟（療養病棟）での夜勤従事者数は⑤÷⑥で0.23人です。

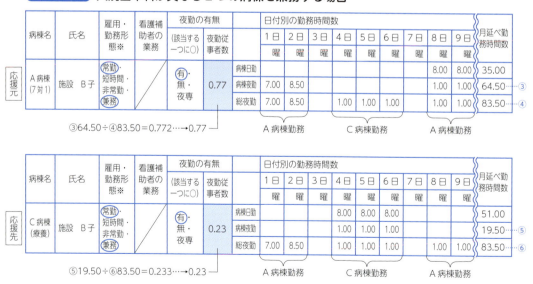

図表 4-12-6　1つの病棟だけでの勤務の場合

図表 4-12-7　入院基本料が異なる2つの病棟を兼務する場合

第4章　様式9の作成上のルール：確認と検証

図表 4-12-8　夜勤時間帯に救急外来対応で2時間当該病棟を離れた場合

6日の夜勤時間帯に2時間病棟を離れた場合

誤

病棟名	氏名	雇用・勤務形態※	看護補助者の業務	夜勤の有無（該当する一つに○）	夜勤従事者数		1日 曜	2日 曜	3日 曜	4日 曜	5日 曜	6日 曜	7日 曜	8日 曜	9日 曜	月延べ勤務時間数
A病棟	施設　C子	常勤・短時間・非常勤・兼務		有・無・夜専	1.00	病棟日勤										77.00
						病棟夜勤	7.00	8.50				7.00	8.50			83.00
						総夜勤	7.00	8.50				7.00	8.50			83.00

当該病棟の夜勤時間（中段）から2時間を除く。総夜勤（下段）は、
病棟夜勤時間に救急外来での勤務時間2時間を足した時間なので変更はない。
（病棟夜勤時間を8.5時間から6.5時間に修正）

正

病棟名	氏名	雇用・勤務形態※	看護補助者の業務	夜勤の有無（該当する一つに○）	夜勤従事者数		1日 曜	2日 曜	3日 曜	4日 曜	5日 曜	6日 曜	7日 曜	8日 曜	9日 曜	月延べ勤務時間数
A病棟	施設　C子	常勤・短時間・非常勤・兼務		有・無・夜専	0.97	病棟日勤										77.00
						病棟夜勤	7.00	8.50				7.00	6.50			81.00 …⑥
						総夜勤	7.00	8.50				7.00	8.50			83.00 …⑦

⑥81.00÷⑦83.00＝0.975→0.97

兼務の実態を、勤務実績表・病棟日誌などにも反映

③ 夜勤時間帯に、病棟勤務以外の業務で病棟を離れた場合

図表 4-12-8 は、夜勤時間帯に救急外来対応で2時間当該病棟を離れた場合の例です。栄養サポートチーム加算やがん患者指導管理料などの専任業務等で病棟業務以外で病棟を離れる場合も同じ考えです。

④ 病棟と外来日勤との兼務の場合

図表 4-12-9 は、病棟と外来日勤を兼務している場合の例です。外来日勤が8:30〜17:30のため、16:30〜17:30が、病院が設定する夜勤時間帯にかかります。その分が総夜勤に加わり、病棟夜勤66.50時間（⑦）、総夜勤71.50時間（⑧）、A病棟での夜勤従事者数としては⑦÷⑧の0.93人となります。

⑤ 月途中の異動の場合

図表 4-12-10 は、月の途中で所属病棟が変更になった場合の例です。「他部署兼務」欄へのチェックと総夜勤時間の記入が両方の病棟でなされていないと、夜勤従事者数の誤りになります。

図表 4-12-9 病棟と外来日勤との兼務の場合の記入

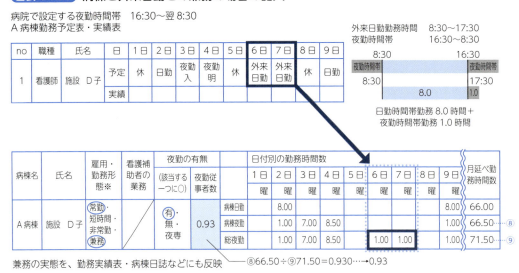

図表 4-12-10 月の途中で病棟変更した場合

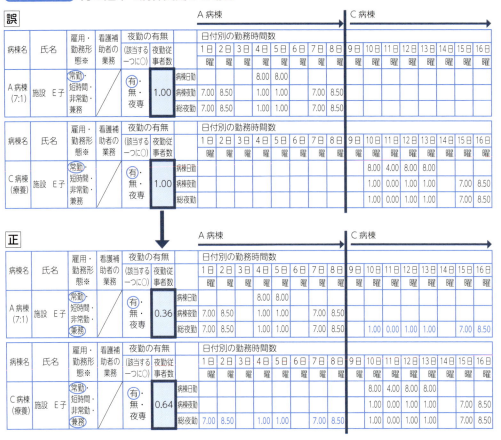

第4章　様式9の作成上のルール：確認と検証

⑥ 外来から病棟へ応援勤務をした場合について

　図表4-12-11は、外来所属の看護職員が応援で病棟勤務を行った場合の例です。病棟の看護要員の数は、病棟において実際に入院患者の看護にあたっている者なので、外来から病棟へ応援勤務をした場合は、応援先の病棟の様式9に勤務時間を計上します。

　様式9の勤務実績表の作成にあたり、次の点に注意が必要です。

- **応援当日**：病棟での勤務時間を上段（病棟日勤）、中段（病棟夜勤）、下段（総夜勤）に記入
- **応援日以外**：外来での夜勤時間帯の勤務時間を「総夜勤（下段）」に記入

　病棟で勤務した時間は、看護配置実人数の計算のもとになる当該病棟の延べ勤務時間数に含まれます。また、病棟夜勤時間が16時間以上（急性期一般病棟入院基本料、7対1入院基本料、10対1入院基本料以外の病棟では8時間以上）の場合は、夜勤従事者数と延べ夜勤時間数に含まれます。

図表4-12-11　外来所属の看護職員が応援で病棟勤務を行った場合の例

[例1] 外来所属の施設C子さんが、A病棟（一般）の日勤応援（ヘルプ）月に3回、を行った場合

	病棟名	氏名	雇用・勤務形態※	看護補助者の業務	夜勤の有無（該当する一つに○）	夜勤従事者数		1日 曜	2日 曜	3日 曜	4日 曜	5日 曜	6日 曜	7日 曜	8日 曜	9日 曜	月延べ勤務時間数
応援先	A病棟（7:1）	施設 C子	(常勤)・短時間・非常勤・(兼務)		有・(無)・夜専	0	病棟日勤			8.00						8.00	24.00
							病棟夜勤			0.50						0.50	1.50
							総夜勤	0.50		0.50	0.50	0.50	0.50	0.50	0.50	0.50	10.50

A病棟勤務　　　　　　　　A病棟勤務

⇒A病棟での夜勤時間数が16時間未満→夜勤従事者数と延べ夜勤時間数には含まない

☐ は、外来での夜勤時間帯の勤務時間

[例2] 外来所属の施設D子さんが、A病棟（一般）の夜勤応援（ヘルプ）月に1回行った場合

	病棟名	氏名	雇用・勤務形態※	看護補助者の業務	夜勤の有無（該当する一つに○）	夜勤従事者数		1日 曜	2日 曜	3日 曜	4日 曜	5日 曜	6日 曜	7日 曜	8日 曜	9日 曜	月延べ勤務時間数
応援先	A病棟（7:1）	施設 D子	(常勤)・短時間・非常勤・(兼務)		(有)・無・夜専	0.69	病棟日勤							1.00			2.00
							病棟夜勤						7.50	8.50			⑩17.00
							総夜勤	0.50	0.50	0.50			7.50	8.50	0.50	0.50	⑪24.50

⑩17.00÷⑪24.50＝0.693→0.69　　　　　　　　　A病棟勤務

⇒A病棟での夜勤時間数が16時間以上→夜勤従事者数と延べ夜勤時間数に含む

☐ は、外来での夜勤時間帯の勤務時間

161

7 短時間正職員の看護職員を夜勤従事者数としてカウントする場合

短時間正職員（育児・介護による短時間勤務［週 30 時間以上］含む）は、月あたりの夜勤時間数が 12 時間以上で夜勤従事者に含まれます。

検討例 1：夜勤時間帯に 1 時間勤務する日を月に 12 日以上にする

例：夜勤時間帯 16:00〜翌 8:00 の医療機関において、短時間正職員の勤務が 9:00〜16:00 で週 5 日の場合では、10:00〜17:00 の勤務を 12 日（残りの日は 9:00〜16:00）にすることで夜勤時間帯の勤務時間数が 12 時間となり、夜勤従事者としてカウントが可能。

検討例 2：夜勤時間帯の設定を変更する

短時間正職員が多く勤務する医療機関では、短時間正職員の勤務時間が夜勤時間帯に含まれるように夜勤時間帯を変更することで、夜勤従事者を増やすことも可能です。なお、夜勤時間帯の変更は、看護職員全体の夜勤時間帯の勤務時間数に影響するので、慎重な検討が必要です。

例：夜勤時間帯 17:00〜翌 9:00 の医療機関において、9 時からの勤務の短時間正職員が多い場合には、夜勤時間帯を 18:00〜翌 10:00 に変更することで、夜勤時間帯の勤務を増やすことが可能。

おわりに

『改訂2版 看護管理者が知っておきたい「様式9」の基礎講座』を最後までお読みいただき、ありがとうございました。この改訂版は2024年度診療報酬改定に対応しており、さらに全国から寄せられた質問のなかから、よくある質問をQ&Aとして掲載しました。また、図表についてもわかりやすく修正を加えました。

看護職員の勤務表は、日々の看護業務を行ううえで欠かせないものの1つです。それだけではなく、勤務表は病院経営に直結する「施設基準」と密接な関係があり、看護管理者は必ず熟知しておかなければなりません。

看護管理者の皆さんが施設基準を学ぶきっかけとして、本書をご活用いただければ幸いです。

医療現場の未来を支える人材育成

医療機関においては医療機能・設備、診療体制、安全・サービス面等の充実が求められていますが、それに伴う診療報酬の算定が複雑で解釈も難しく、さらに施設基準に照らし合わせて、それらを適正に管理する担当者の育成が困難な状況です。また、解釈等で疑問が生じたときに現場で相談できる人がいないなど、診療報酬請求という経営の根幹にかかわるタスクにもかかわらず、院内の体制が不十分な医療機関も多いのではないでしょうか。各医療機関が健全な運営を図るうえでは、施設基準管理者の育成が重要かつ急務であると考えます。

一方、監督省庁である厚生労働省や地方厚生局も、診療報酬に関する対応や適時調査等の監督業務に膨大な時間を費やしています。本来、この労力は医療機関が適正な施設基準管理を行ってさえいれば不要なものであり、誤った届出や請求が起因となって実施される個別指導により返還金が発生しても、誰の利益にもならない「無益な戦い」といえます。

そこで、診療報酬の算定・届出にかかわる医療機関と監督省庁の双方の負担を軽減し、安心・安全で高度な医療が国民に提供されるように、施設基準管理の精度向上を図ることを目的として誕生したのが「施設基準管理士」です。

「医療マネジメント職」として唯一無二の資格

施設基準と聞いて「解釈が難しい」「ルールが複雑だ」「どのように勉強したらよいのかわからない」と思われる方も多いのではないでしょうか。

日本施設基準管理士協会では、こうした不安を少しでも解消するために、施設基準を体系的に学び日常業務や現場運用の精度向上を図る資格制度「施設基準管理士」を創設しました。「施設基準管理士」は施設基準の届出等を総合的に管理・運用する医療マネジメント職として日本で唯一の資格です。

診療報酬改定のたびに複雑さが増しており、病院経営として、施設基準の新規取得やランクアップ、そして、施設基準を維持するための要求事項を見据え、各現場を巻き込んだ改善活動など一貫性のあるマネジメントの確立が求められています。それゆえに、施設基準など特定の分野に関して優れた知識を持ち、多くの課題解決などができる力を持つエキスパート職員が必要です。この専門知識とスキルがある「施設基準管理士」の役割と期待は、今後も大きいといえるでしょう。

組織に提案できる施設基準管理士の存在

医療法、医療計画など政策や継続的な視野も含め、経営の基盤となる診療報酬の運用を院内に周知し管理を行っていくことは、とても重要なことと考えます。また、行政指導における視点は経営に大きな影響を及ぼすため、日々の管理や検証を行う組織体制を構築していかなければなりません。このように施設基準管理を通し、組織に提案できる重要な役割を担うのが「施設基準管理士」といえます。

施設基準を学んで病院経営を支える指揮官へ

施設基準は、医療機関のサービスレベルや安全面を評価するための基準であり、医療機関の機能、設備、体制等について細かく定められています。また、診療報酬改定では施設基準が頻繁に変更されるため、正確に把握することは容易ではありません。

施設基準を正しく理解していなかったがゆえに不適切な届出となってしまい、

おわりに

診療報酬を自主返還しなければならないリスクも抱えています。

「施設基準管理士」は適切な施設基準管理という側面から病院経営を支える指揮官（施設基準管理士）として、その重要性は今後ますます高まっていくと確信しています。

看護部門における施設基準管理

実務として施設基準の届出業務を担い、経営面での提案等を行う職員が「施設基準管理士」を取得し、正しい知識を用いて管理することは非常に重要です。たとえば、チーム医療を要件とする施設基準の届出を行う際には、医師や看護師等とプロジェクトを進めると思いますが、その際に中心となって活躍できる人材こそ「施設基準管理士」ではないでしょうか。診療報酬では看護師に関する施設基準も多く、看護部門が施設基準のルールを正しく理解することで、適時調査などのリスク軽減にもつながります。

質の高い看護実践を目指して

前述の通り、保険医療機関が算定可能な診療報酬の多くに「施設基準」として守るべき要件が細かく定められおり、定期的に実施される適時調査などで基準の遵守が問われ、不適切な内容が判明した場合には返還命令が出されます。

とりわけ入院基本料にかかる看護配置の管理に不備があった場合は多額の返還金となることから、各医療機関では健全な病院経営をするうえで施設基準を正しく理解している看護師、看護管理者の育成が必要となっています。

診療報酬で算定される入院基本料をはじめ、看護職員夜間配置加算、褥瘡ハイリスク患者ケア加算、緩和ケア加算、看護職員処遇改善評価料など、看護職がかかわる施設基準は多岐にわたっています。これらは日本看護協会が、医療の最前線で実践している質の高い看護を適切に評価してほしいと、診療報酬改定ごとに要望したことで盛り込まれてきました。

今後も看護職に関する診療報酬が適正に評価されるためには、どのような看護

管理を行う必要があるのかを考えていかなければならないでしょう。

◆

　最後になりましたが、改訂版の発刊にあたって本書の編集にご尽力いただいた株式会社メディカ出版様、ならびに執筆や監修にご協力いただきました福井トシ子様、吉川久美子様、長面川さより様、川手敬子様、小林竜弥様、本田親仁様、および関係者の皆様に厚く御礼申し上げます。

　2024 年 9 月

一般社団法人　日本施設基準管理士協会
代表理事　田中利男

おわりに

事業概要

名称	一般社団法人 日本施設基準管理士協会
設立	平成30年（2018年）1月
代表理事	田中利男（株式会社産労総合研究所 医事グループ 局長）
理事	久保田 巧（一般社団法人 上尾中央医科グループ協議会 総局長） 佐藤 亮（Kollectパートナーズ法律事務所 代表弁護士） 鈴木達也（医療法人社団青雲会 北野台病院 医事課長） 長面川さより（株式会社 ウォームハーツ 代表取締役）
顧問	福井トシ子（国際医療福祉大学大学院 教授、副大学院長）
監事	池ヶ谷 仁（株式会社産労総合研究所） 竹内 操（竹内操税理士事務所）
事業内容	施設基準および施設基準管理に関する研究 施設基準管理に関する資格認定事業 施設基準管理に関する資格取得の支援事業 施設基準に関係する団体との協力事業 学術大会、講演会、展示会等の開催 施設基準に関する書籍、雑誌等の刊行 その他、本法人の目的達成に必要な事業
所在地	〒100-0014　東京都千代田区永田町1-11-1 三宅坂ビル TEL：03-5860-9821　FAX：03-5860-9868 MAIL：info@shisetsukijun.org

資格取得前後の流れ

年1回、11月の最終土曜日に「施設基準管理士」の認定試験が実施されます。認定試験の科目は次の通りです。

　　基礎科目…施設基準管理に関する基礎的知識を問う科目（下記全般）
　　　基本診療料、特掲診療料、食事療養、療担規則（差額ベッド、保険外負担、掲示等）等
　　専門科目…施設基準管理に関する専門的な知識・技能を問う科目
　　　様式9など、施設基準管理に求められる実績管理関連
　　　※今後、試験問題の傾向が見直されることがあります。

・**学習方法**

　日本施設基準管理士協会では、毎年8月から試験日前日まで「施設基準管理士養成eラーニング講習」を開講しています。2023年度からは施設基準管理士認定試験の過去問題や練習問題の解説を通して、施設基準の基礎知識や基本的な施設基準要件の確認方法等が学べる「認定試験対策講座」も開講し、さらに学習サポートを強化しました。これらの学習には本講習の教材であり、試験時に持ち込みできる公式テキスト『施設基準パーフェクトブック』を活用して学習を進めていきます。

・**資格取得後**

　「施設基準管理士」になると、専門的な研修や資格者どうしの交流に参加できます。また、2年ごとの診療報酬改定でそれぞれの病院が管理すべき施設基準の改定・変更に対応できる資格制度として機能させるため、「施設基準管理士」の資格に有効期限（3年）を設けています。詳細は日本施設基準管理士協会のホームページをご覧ください。

協会ホームページ

改訂2版 看護管理者が知っておきたい「様式9」の基礎講座
― 2024年度診療報酬改定に対応／施設基準を遵守した勤務表を作成するために

2023年9月1日発行　第1版第1刷
2024年3月30日発行　第1版第5刷
2024年11月25日発行　第2版第1刷©
2024年12月10日発行　第2版第2刷

監　修　福井 トシ子

編　著　一般社団法人
　　　　日本施設基準管理士協会

発行者　長谷川 翔

発行所　株式会社メディカ出版
　　　　〒532-8588
　　　　大阪市淀川区宮原3-4-30
　　　　ニッセイ新大阪ビル16F
　　　　https://www.medica.co.jp/

編集担当　山形 梢／山川賢治

編集協力　中垣内紗世

装　幀　株式会社アクティナワークス

組　版　株式会社明昌堂

印刷・製本　日経印刷株式会社

本書の複製権・翻訳権・翻案権・上映権・譲渡権・公衆送信権（送信可能化権を含む）は、（株）メディカ出版が
保有します。

ISBN978-4-8404-8534-0　　　　　　　　　　　　　　　　Printed and bound in Japan

当社出版物に関する各種お問い合わせ先（受付時間：平日9：00～17：00）
●編集内容については、編集局 06-6398-5048
●ご注文・不良品（乱丁・落丁）については、お客様センター 0120-276-115